Bashu Raj Pandey

Mordida profunda em Ortodontia

Bashu Raj Pandey

Mordida profunda em Ortodontia

Imprint

Any brand names and product names mentioned in this book are subject to trademark, brand or patent protection and are trademarks or registered trademarks of their respective holders. The use of brand names, product names, common names, trade names, product descriptions etc. even without a particular marking in this work is in no way to be construed to mean that such names may be regarded as unrestricted in respect of trademark and brand protection legislation and could thus be used by anyone.

Cover image: www.ingimage.com

This book is a translation from the original published under ISBN 978-620-2-07501-5.

Publisher:
Sciencia Scripts
is a trademark of
Dodo Books Indian Ocean Ltd. and OmniScriptum S.R.L publishing group

120 High Road, East Finchley, London, N2 9ED, United Kingdom
Str. Armeneasca 28/1, office 1, Chisinau MD-2012, Republic of Moldova, Europe
Printed at: see last page
ISBN: 978-620-7-89918-0

ÍNDICE

AGRADECIMENTOS

Este livro baseia-se numa revisão da literatura sobre a mordida profunda, que é considerada uma das más oclusões mais comuns e de tratamento muito complexo. Estou grato a vários idosos, amigos e colegas que me encorajaram a escrever sobre a mordida profunda e, finalmente, a publicá-la em livro.

Estou grato aos meus mentores, Prof. Dr. Ram Kumar, Prof. Dr. Hemant K. Halway, Dr. Jiku Abraham e Dr. Deepak Sharma, pela sua extensa orientação pessoal e profissional, especificamente pelos ensinamentos sobre a investigação científica e a prática comum em geral. Uma palavra especial de gratidão para a Dra. Arpitha Jayaram, que deu sugestões valiosas em vários capítulos e também por mostrar confiança no meu trabalho.

Um agradecimento especial à Dra. Khushbu Adhikari, ao Dr. Bishow Thakur, ao Dr. Amresh Thakur, ao Dr. Deepak Yadav e ao Dr. Sanjay Gupta, ao Dr. Vivek Singh, ao Dr. Sanjeeb Chaudhary, à Dra. Archana Gharti, à Dra. Shrijana Mishra, à Dra. Meena k. Mishra e à Dra. Bhawana Adhikari que nunca deixaram de me desafiar e de me ajudar a desenvolver as minhas ideias.

Por último, gostaria de agradecer aos meus pais, cujo amor e orientação me acompanham em tudo o que faço. Eles são os melhores modelos a seguir. Acima de tudo, gostaria de agradecer à minha mulher, a Dr.ª Sushma Adhikari, que me apoia e ama, e que me dá uma inspiração e um contributo sem fim. Todos eles me fizeram continuar, e este livro não teria sido possível sem eles.

CAPÍTULO 1. INTRODUÇÃO

A maloclusão (Martin Dewey, 1919) é um desalinhamento dos conjuntos de dentes superiores e inferiores. Pode ocorrer em três planos de espaço, ou seja, sagital, transversal e vertical. O facto de a arcada dentária maxilar ser maior do que a arcada dentária mandibular permite que os dentes anteriores maxilares se sobreponham aos dentes anteriores mandibulares. Esta sobreposição dos dentes mandibulares ocorre tanto na direção horizontal como na vertical. A sobreposição horizontal é designada por sobressaliência, enquanto a sobreposição vertical é designada por sobremordida. Assim, um certo grau de sobreposição vertical ou sobremordida é uma caraterística normal da dentição humana. No entanto, alguns pacientes apresentam sobremordida excessiva. Assim, uma condição em que há uma sobreposição vertical excessiva dos dentes anteriores mandibulares pelos dentes anteriores maxilares é denominada mordida profunda.

A mordida profunda é uma das más oclusões mais comuns observadas tanto em crianças como em adultos, podendo ocorrer juntamente com outras más oclusões associadas. Diz-se que é uma das más oclusões mais deletérias quando considerada do ponto de vista da saúde futura do aparelho mastigatório e das unidades dentárias.

A sobremordida excessiva é um problema ortodôntico complexo que pode envolver grupos de dentes ou toda a dentição, osso alveolar, mandíbula e maxila e/ou tecidos moles da face. A sobremordida pode ser descrita em milímetros ou como percentagem de sobreposição dos incisivos inferiores pelos incisivos superiores. O último método de descrição é preferido devido à variação no tamanho dos incisivos mandibulares. Uma sequela desfavorável desta má oclusão predispõe o paciente ao envolvimento periodontal. A função anormal, a mastigação incorrecta, as tensões excessivas, os traumatismos, os problemas funcionais, o bruxismo, o cerramento e os distúrbios da articulação temporomandibular fazem do serviço dentário geriátrico uma batalha perdida, a menos que a sobremordida possa ser controlada.

A correção da mordida profunda é um dos principais objectivos do tratamento ortodôntico. A mordida profunda tem sido considerada uma das más oclusões mais comuns e a mais difícil de tratar com sucesso. Assim, um tratamento ótimo da mordida profunda requer um diagnóstico adequado, um plano de tratamento cuidadoso e um desenho eficiente do aparelho.

SOBREMESA

Moyers R.E.[1] Observa-se uma vasta gama de sobreposições incisais com relações oclusais posteriores normais. A profundidade de mordida torna-se um problema clínico definido quando a função oclusal ou temporo-mandibular está, ou pode vir a estar, comprometida e quando a estética facial é prejudicada. Os incisivos em labio-versão podem parecer ter uma sobremordida normal, mas a sua correção através de uma simples inclinação pode produzir uma mordida mais profunda. Por conseguinte, a mordida profunda como problema clínico não é definida em termos de milímetros observados atualmente, mas sim à luz das futuras alterações na estética e na função.

A mordida fechada é uma sobremordida excessiva resultante da perda de dentes posteriores.

Graber[2] definiu a sobremordida como a distância a que a margem do incisivo maxilar se fecha verticalmente para além da margem do incisivo mandibular, quando os dentes são colocados em oclusão habitual ou cêntrica.

Proffit[3] definiu a sobremordida como a sobreposição vertical dos dentes incisivos.

Strang[4] definiu a sobremordida como a sobreposição dos dentes anteriores superiores sobre os inferiores no plano vertical.

Bishara[5] definiu a sobremordida como a quantidade de sobreposição vertical entre os incisivos centrais maxilares e mandibulares.

Rabindra Nanda[6] definiu a sobremordida como a sobreposição vertical dos incisivos, expressa como a percentagem do comprimento da coroa do incisivo inferior que é coberta pelo incisivo

MORDIDA PROFUNDA

Graber definiu a mordida profunda como uma condição de sobremordida excessiva, em que a medida vertical entre as margens dos incisivos maxilares e mandibulares é excessiva quando a mandíbula é colocada em oclusão habitual ou cêntrica.

Bishara definiu a mordida profunda como uma aberração na sobreposição entre os incisivos maxilares e mandibulares.

Neff definiu que 20% de sobremordida é considerada como sobremordida ideal. Assim, mais de 20% de sobremordida é conhecida como sobremordida profunda.

CAPÍTULO 2. CLASSIFICAÇÃO

Como Graber, Rakosi, Petrovic[7]

I. Considerações etiológicas

* Mordedura profunda de desenvolvimento

-Sobremordida profunda esquelética.

-Sobremordida profunda dento-alveolar.

* Mordedura profunda adquirida

-Devido ao impulso lateral da língua ou à posição postural da língua.

-Devido à perda prematura de um molar decíduo ou à perda precoce de dentes posteriores permanentes.

-Devido ao desgaste da superfície oclusal.

II.Considerações morfológicas

-Mordida profunda dento-alveolar

- Mordedura profunda esquelética.

De acordo com o Cvvr Sreedhar, Shreenivas Baratam[8]

I. De acordo com a função

-Mordida profunda verdadeira

-Pseudo mordida profunda

II. Segundo a sua origem.

-Mordida profunda simples

-Mordida profunda complexa.

III. De acordo com a extensão da mordedura profunda.

-Mordida profunda incompleta

-Mordida profunda completa.

IV. De acordo com a dentição

-Dentição primária mordida profunda

-Dentição mista mordida profunda

-Dentição permanente mordida profunda

De acordo com Akerly (1977)[9]

Akerly I: A base esquelética para esta sobremordida é a classe II e a relação incisal é a classe II div.1 de Angle. Isto faz com que os incisivos inferiores empurrem contra a mucosa palatina e manifesta-se como um trauma da mucosa do palato, afastando-se das margens gengivais palatinas dos incisivos superiores.

Akerly II: A base esquelética é de classe I ou II e a relação dos incisivos é de classe II div. 1 ou 2 de Angle. 1 ou 2 de Angle. Esta sobremordida causa trauma na margem gengival palatina dos incisivos superiores. É a relação que tem sido implicada no impacto de alimentos ou corpos estranhos na fenda gengival dos incisivos superiores.

Akerly III: a base esquelética é de classe II e a relação dos incisivos é de classe II div.2 de Angle. Isto faz com que os incisivos superiores e inferiores passem um pelo outro em contacto, levando ao descolamento da gengiva labial inferior e da gengiva palatina superior que rodeiam os dentes incisivos. Isto também pode levar à impactação de alimentos nas fendas gengivais.

Akerly IV: a base esquelética para esta sobremordida é de classe I ou II e a relação dos incisivos é de classe I ou classe II div. de Angle. 1. Existem frequentemente facetas de desgaste nos aspectos palatinos dos incisivos superiores e o desgaste pode também afetar o aspeto labial dos incisivos inferiores. Isto pode dever-se à perda de suporte posterior, à deslocação da mandíbula e/ou a um hábito parafuncional.

Mordida profunda dentoalveolar

A mordida profunda dentoalveolar é caracterizada pela infra-oclusão dos molares e/ou supra-oclusão dos incisivos. O padrão de crescimento é geralmente médio ou em direção à vertical. A sobremordida profunda que se deve à infra-oclusão dos molares tem as seguintes características:

1) Os molares estão parcialmente erupcionados.

2) O espaço interoclusal é grande.

3) Está presente um impulso ou postura lateral da língua.

4) As distâncias entre os planos basais maxilar e mandibular e o plano oclusal são curtas.

A sobremordida profunda causada pela supra erupção dos incisivos tem as seguintes características

1) As margens incisais dos incisivos estendem-se para além do plano oclusal funcional.

2) Os molares estão completamente erupcionados.

3) A curva de spee (curva de compensação) é excessiva.

4) O espaço interoclusal é pequeno.

Mordedura profunda do esqueleto

Diferentes termos utilizados para a mordedura profunda do esqueleto

1. Deficiência maxilar vertical

2. Rosto curto idiopático

3. Face hipodivergente

4. Face de ângulo baixo

5. Síndrome do rosto curto

A mordida profunda esquelética é geralmente de origem genética. Apresenta as seguintes características:

1. Caracteriza-se por um padrão de crescimento horizontal.

2. A altura anterior da face é curta, particularmente o terço inferior da face (ANS para Me), enquanto a altura posterior da face é longa (S para Go).

3. A relação normal entre a altura da face anterior superior e inferior é de 2 : 3, sendo reduzida na mordida profunda esquelética para uma relação de 2:2,5 ou 2:2,8.

4. O exame cefalométrico revela que a maioria dos planos cefalométricos horizontais, ou seja, sela-násio, palatino, oclusal e mandibular, são aproximadamente paralelos entre si (fig. 2.1).

5. O espaço interoclusal é geralmente pequeno.

6. A mordida profunda esquelética deve-se à rotação anti-horária (para cima e para a frente) da mandíbula ou à rotação horária da maxila ou à combinação de ambas. (Fig.2.2)

7. Também se deve a uma deficiência vertical do maxilar.

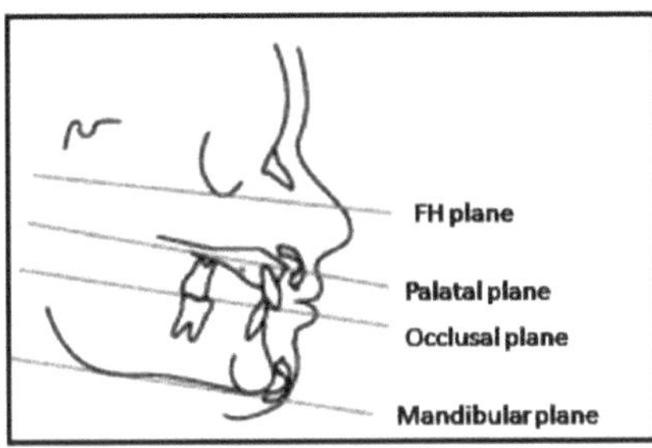

Fig.2.1. Plano cefalométrico horizontal

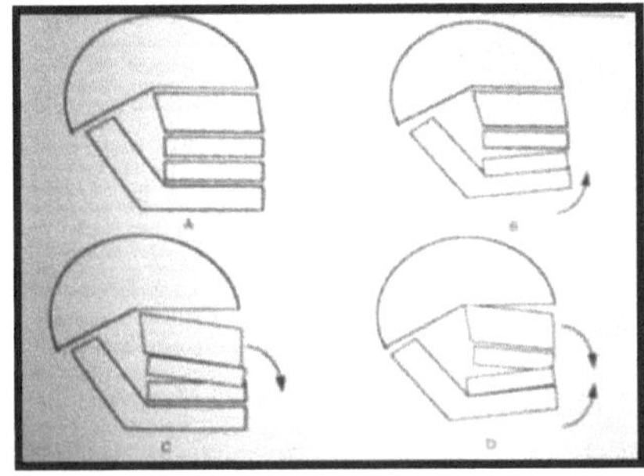

Fig2.2. Mordida profunda esquelética A) Relação esquelética normal B) Mordida profunda esquelética devido à rotação da mandíbula para cima e para a frente C) Mordida profunda esquelética devido à rotação da maxila para baixo e para a frente D) Mordida profunda esquelética devido à combinação de B & C.

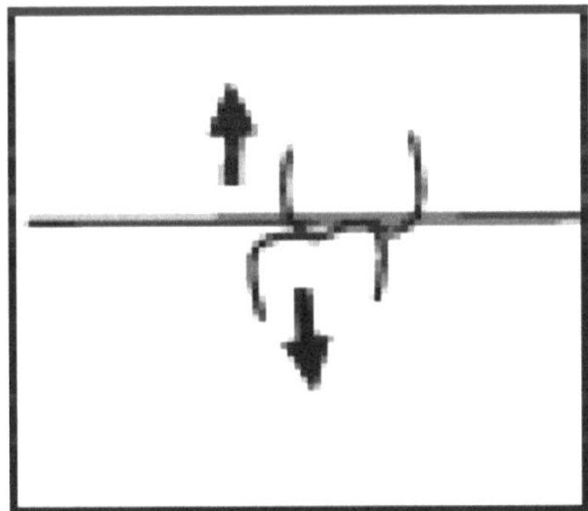

Fig:2.3.A

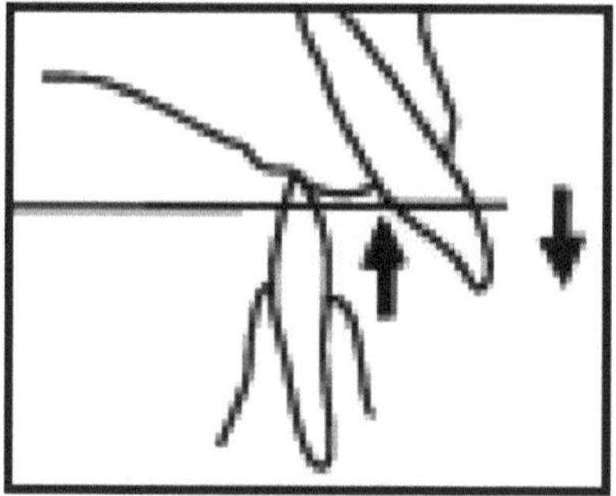

Fig:2. 3B

Verdadeira mordida profunda

Deve-se à infra-oclusão dos molares devido à postura lateral da língua ou ao impulso lateral da língua (Fig.2.3A).

Pseudo mordida profunda

Deve-se à supra erupção dos incisivos. Os molares estão normalmente erupcionados. Existe um pequeno espaço interoclusal (Fig.2.3B).

Mordida profunda simples

A mordida profunda simples está localizada nos dentes e nos processos alveolares da região anterior.

Os incisivos superiores e/ou inferiores ultrapassaram a linha oclusal no traçado cefalométrico. O resultado pode ser a labio-versão dos incisivos superiores e o impacto do incisivo inferior na mucosa palatina.

Mordida profunda complexa

A mordida profunda complexa é uma mordida profunda associada a características esqueléticas básicas. Os planos horizontais são quase paralelos entre si e o ângulo goníaco é menor do que o normal. A altura total da face anterior é aproximadamente igual à altura da face posterior.

A mordida profunda complexa está frequentemente associada a uma má oclusão de classe II e, ocasionalmente, a uma má oclusão de classe III.

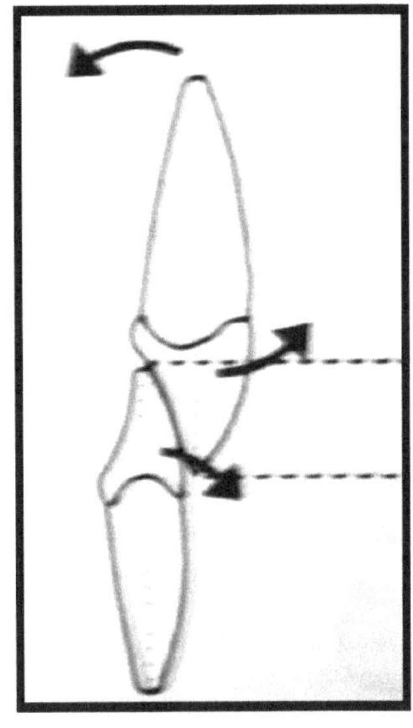

Fig.2.4.A   Fig: 2.4.B

Mordedura profunda incompleta

É uma relação incisiva em que os incisivos inferiores não conseguem ocluir com os incisivos superiores ou com a mucosa do palato, quando os dentes estão ocluídos (Fig.2.4A).

Mordida profunda completa

É uma relação em que os incisivos inferiores contactam a superfície palatina dos incisivos superiores ou o tecido palatino quando os dentes estão em oclusão cêntrica (Fig. 2.4B).

CAPÍTULO 3. ETIOLOGIA

A sobremordida profunda na dentição permanente pode ser causada por factores inerentes à má oclusão de um indivíduo ou por outros factores adquiridos durante a vida dessa dentição.[8]

A etiologia da sobremordida profunda é classificada em

I. Factores inerentes

II. Factores adquiridos

I. Factores inerentes

Morfologia dentária

A forma dos dentes pode afetar a quantidade de sobremordida anterior. Um indivíduo que tenha dentes anteriores com coroas longas parecerá ter uma sobremordida maior do que outra pessoa com coroas curtas, mesmo que a relação de contacto dos incisivos em ambos os casos possa ser a mesma. Por exemplo, se o incisivo mandibular atingir a superfície palatina do dente oposto na altura do cíngulo e ambos os dentes tiverem coroas curtas, a sobremordida parecerá moderada quando vista da face vestibular. A sobremordida pareceria muito maior se os dentes tivessem coroas longas, mesmo que a relação de contacto dos dentes seja a mesma. Da mesma forma, os incisivos superiores com coroas longas ocluindo com incisivos inferiores com coroas curtas terão uma sobremordida maior do que os incisivos superiores ocluindo com incisivos inferiores longos. Isto acontece mesmo que em ambos os casos exista o mesmo ponto de articulação na superfície palatina.

Portanto, qualquer medida do grau de sobremordida deve ser derivada não apenas da quantidade que o incisivo maxilar sobrepõe a superfície vestibular do dente mandibular, mas também do ponto na superfície palatina em que o dente oposto bate.

Padrão esquelético e má oclusão

A sobremordida profunda pode ser um reflexo do padrão esquelético que se reflecte na má oclusão total.

A sobremordida excessiva é mais comum nas más oclusões de classe II. Por vezes, está presente nas más oclusões de classe I e de classe III.

Uma sobremordida excessiva pode ser uma manifestação de uma má oclusão de várias formas[10].

1. Supra-erupção dos segmentos anteriores maxilar ou mandibular ou de ambos.

2. Infra-oclusão dos dentes posteriores maxilares ou mandibulares ou de ambos.

3. Falta de crescimento da mandíbula para baixo e para a frente durante o período de transição da dentição decídua para a permanente.

3. Retardo do crescimento do ramo, com erupção contínua dos dentes anteriores.

De acordo com Bjork, a altura ramal é menor na mordida profunda. Verificou que a mordida profunda aumentou até aos 12 anos e diminuiu entre os 13 e os 15 anos. Bjork verificou um aumento no crescimento do ramo, mas, segundo Sassouni, Nanda e Muller, havia uma deficiência na dimensão do ramo na mordida aberta[12].

4. Comprimento insuficiente dos músculos mastigatórios, causando uma erupção inadequada dos dentes posteriores.

5. Desarmonia grave das arcadas dentárias.

Uma arcada maxilar sobredesenvolvida associada a uma arcada mandibular constrita pode resultar numa buco-oclusão bilateral dos dentes maxilares e numa sobremordida profunda.

6. Falta de crescimento dentoalveolar durante a erupção dos dentes posteriores bicúspides e permanentes como resultado do apinhamento das arcadas dentárias.

A)Padrão de crescimento condilar

Em indivíduos normais, o crescimento na cabeça do côndilo ocorre numa direção ascendente e descendente. O crescimento mandibular é expresso como uma deslocação para baixo e para a frente[5] (Fig. 3.1).

Os doentes com mordida profunda têm um crescimento do côndilo para cima e para a frente, com uma altura anterior da face reduzida. O crescimento nesta direção resulta frequentemente numa deslocação mais horizontal da mandíbula e é mais eficaz para melhorar a posição do queixo, frequentemente desejável em doentes com má oclusão de classe II divisão I.

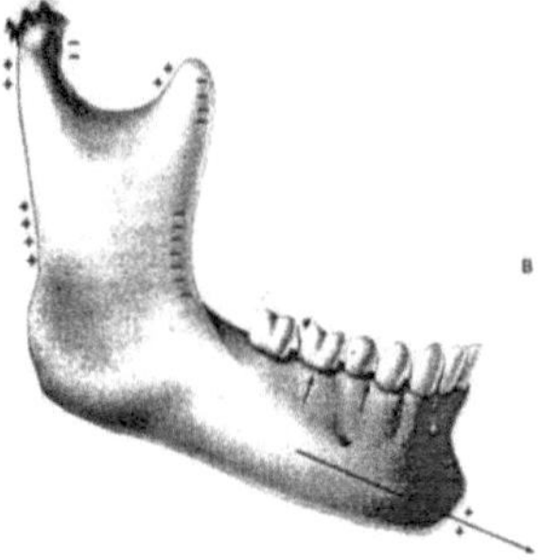

Fig.3.1. Padrão normal de crescimento condilar

A rotação da mandíbula para a frente ocorre quando o crescimento vertical do côndilo excede o crescimento dentoalveolar, ou seja, a erupção dos dentes nos maxilares. (Fig. 3.2).

O potencial de rotação do crescimento anterior pode, em alguns casos e durante certos períodos de crescimento ativo, ser particularmente aumentado[11] . Qualquer que seja a situação, a mordida profunda depende da relação entre os incisivos maxilares e mandibulares. Se os incisivos mandibulares tiverem contactos adequados com as superfícies linguais dos incisivos maxilares, as probabilidades de desenvolvimento de uma mordida profunda são maiores.[11]

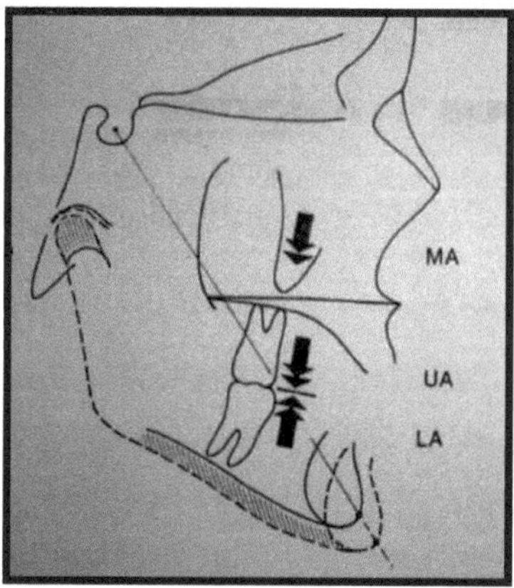

Fig.3.2. Rotação da mandíbula para cima e para a frente na mordida profunda

De acordo com **Bjork**[12] , a rotação do côndilo para a frente ocorre de três formas.

Tipo I

A rotação do côndilo para a frente em relação ao centro das articulações temporomandibulares, que dá origem à mordida profunda, na qual a arcada dentária inferior é pressionada contra a superior, resulta no subdesenvolvimento da altura anterior da face. A causa pode ser um desequilíbrio oclusal devido à perda de dentes ou a uma forte pressão muscular.

Tipo II

O centro localizado nos bordos incisais dos dentes anteriores inferiores deve-se à combinação do desenvolvimento acentuado da altura facial posterior e do aumento normal da altura facial anterior. A parte posterior da mandíbula gira para longe da maxila. Aqui, o aumento da altura facial posterior deve-se ao abaixamento da fossa craniana média e ao aumento da altura do ramo.

Tipo III

Em casos de sobressaliência grande, o centro de rotação é deslocado para trás na arcada dentária até ao nível dos pré-molares, pelo que os incisivos ficam livres para erupcionar e desenvolver uma mordida profunda.

B) Inclinação do Ramal

Uma posição anterior do ramo contribui para a mordida profunda. E a inclinação póstero-inferior do ramo e do corpo da mandíbula contribui para uma mordida aberta anterior.

C) Corpo da mandíbula

Uma arcada mandibular horizontalmente curta em relação à arcada maxilar, o fecho do ângulo goníaco e o desvio superior dos dentes anteriores da mandíbula (curva profunda da lança) contribuem para uma mordida profunda (Fig. 3.3).

D) Complexo nasomaxilar

A dimensão verticalmente curta da nasomaxila (PM) contribui para uma mordida profunda (Fig. 3.4).

E) Plano alveolar maxilar

É o plano desde o protótipo superior até ao ponto póstero-inferior da tuberosidade maxilar. A inclinação anterio-inferior do plano alveolar maxilar está relacionada com a mordida profunda (Fig. 3.5).

F) Inclinação palatal

É o plano que passa do SNA para o SNP. A inclinação anterio-inferior do plano palatino contribui para a mordida profunda.

G) Curva de velocidade

A curva de spee indica uma compensação dentoalveolar que contribui para o fechamento anterior (Enlow, 1975). Um desvio para cima e para a frente dos dentes anteriores inferiores pode servir para fechar uma mordida que, de outra forma, estaria aberta. Isto pode ser benéfico com a inclinação do ramo para trás e para baixo, o ângulo aberto do ramo/corpo (ângulo goníaco) ou a inclinação ântero-superior do palato e/ou da arcada maxilar.

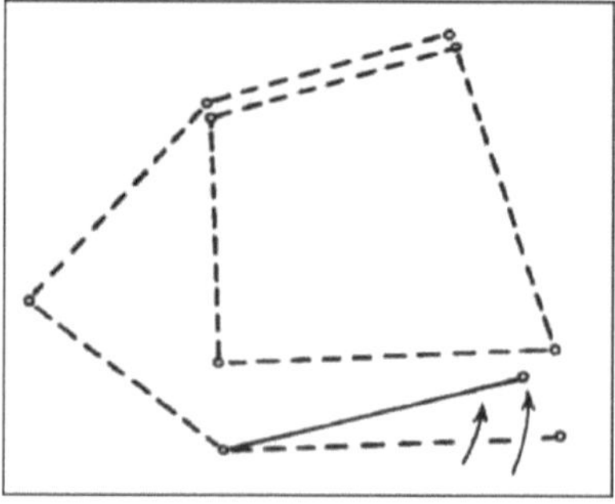

Figura 3.3

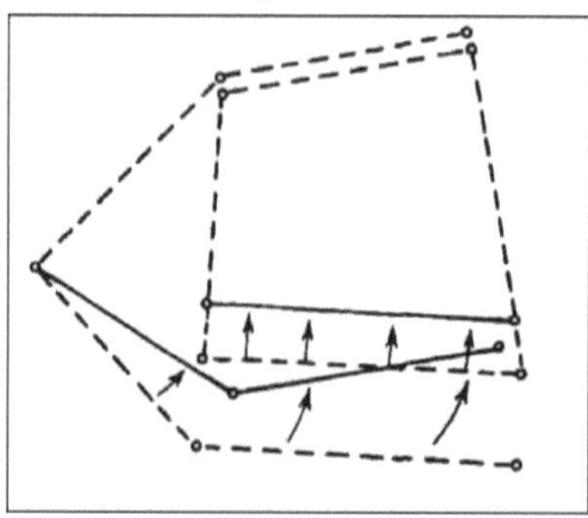

Fig:3.4

A curva de spee é marcadamente positiva na mordida profunda e está ausente ou é negativa na mordida aberta. É o fator dentário que mais contribui, confirmando

16

a importância dos incisivos mandibulares na mecanoterapia da mordida profunda[49]

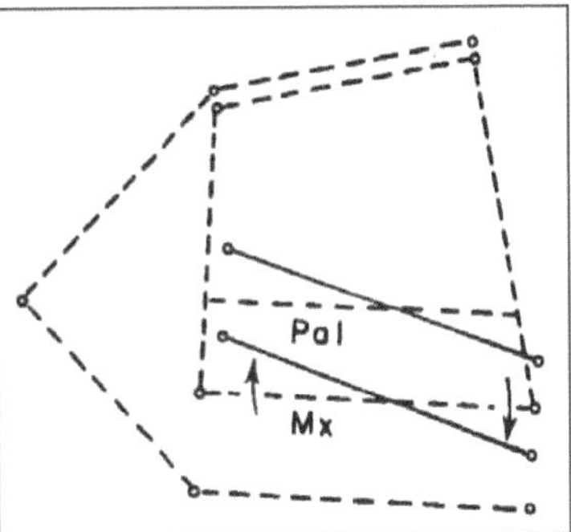

Figura 3.5

H) Ângulo goníaco

Pode esperar-se uma relação angular mais aberta com mordida aberta, e um ângulo mais fechado com mordida profunda (Fig. 3.6). É o fator esquelético que mais contribui para a mordida profunda, confirmando a importância do crescimento e da angulação do ramo no desenvolvimento da mordida profunda"[19] -

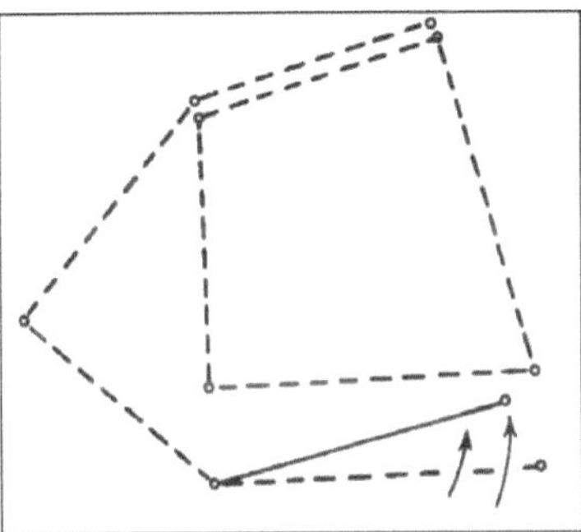

Figura 3.6

I) Inclinação do plano mandibular

Se o plano mandibular for mais horizontal, ocorre uma mordida profunda.

J) Fossa craniana média

A inclinação ântero-inferior da fossa craniana média afecta o complexo nasomaxilar em relação à mandíbula. Uma maior inclinação da fossa craniana média para a frente e para baixo está presente na mordida profunda (Fig. 3.7).

17

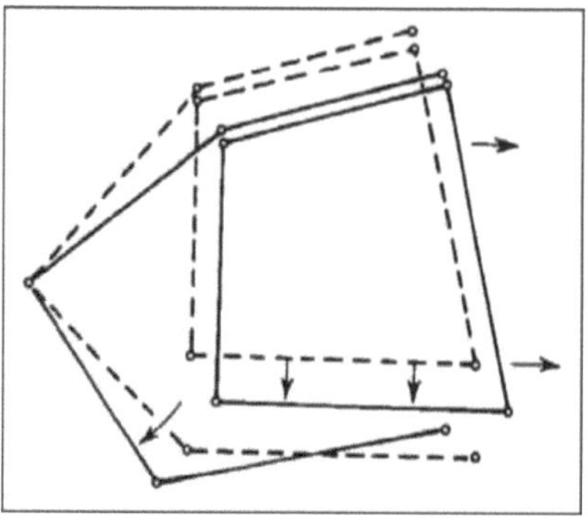

Figura 3.7

II. Factores adquiridos

Os hábitos musculares, as alterações na posição dos dentes, a perda de dentes de suporte posteriores e o hábito de empurrar a língua lateralmente também desempenham um papel vital no desenvolvimento da mordida profunda[8] .

Hábitos musculares

Hábitos severos de cerrar ou ranger os dentes ou hipertonia dos músculos mastigatórios podem causar depressão dos dentes posteriores. O desgaste excessivo dos dentes também pode resultar numa perda de altura vertical.

Alterações na posição dos dentes

A perda prematura dos dentes molares decíduos pode permitir o desvio mesial dos primeiros molares permanentes com subsequentes impacções ou apinhamento dos dentes bicúspides. Este deslocamento anterior do suporte posterior da dentição pode levar ao desenvolvimento de uma sobremordida excessiva.

A perda de dentes de suporte posteriores

Na dentição adulta, a extração de dentes molares ou bicúspides sem substituição permitirá que os dentes adjacentes se desloquem para o espaço. Esta migração provoca frequentemente inclinações axiais anormais e um aprofundamento da mordida ou, vulgarmente, mordidas colapsadas. Isto frequentemente direcciona o trauma excessivo contra os dentes incisivos superiores, podendo resultar em deslocação anterior.

Hábito de empurrar a língua lateralmente.

Um impulso lateral da língua ou uma posição postural pode frequentemente produzir uma sobremordida profunda adquirida. Este tipo de disfunção produz uma infra-oclusão dos dentes posteriores, que por sua vez leva a uma mordida profunda. Nestes casos, o espaço livre é geralmente grande e é favorável para o tratamento com aparelhos funcionais.

Quantidade da contribuição de vários componentes esqueléticos e dentários da má oclusão por mordida profunda:

A má oclusão por mordida profunda é multifatorial, com componentes dentários e esqueléticos definidos. O ângulo goníaco foi o fator esquelético que mais contribuiu para uma mordida profunda. Uma curva de Spee profunda foi o fator dentário que mais contribuiu para a mordida profunda. A sobre-erupção dos incisivos superiores foi o segundo componente dentário que mais contribuiu para a mordida profunda. As inclinações linguais dos incisivos maxilares e mandibulares estavam entre os componentes menos partilhados nas más oclusões de mordida profunda (Fig. 3.8 e Fig. 3.9).

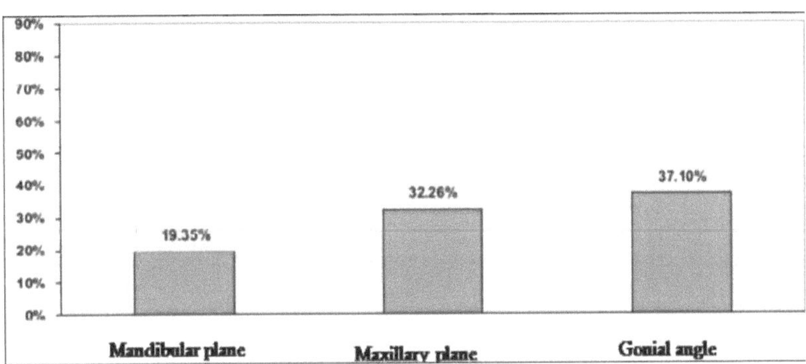

Fig.3.8. Percentagens de ocorrência dos componentes esqueléticos na má oclusão por mordida profunda (De Mostafa M et all .Deep overbite malocclusion: Análise dos componentes subjacentes. Am J Orthod Dentofacial Orthop 2012;142:473-80)

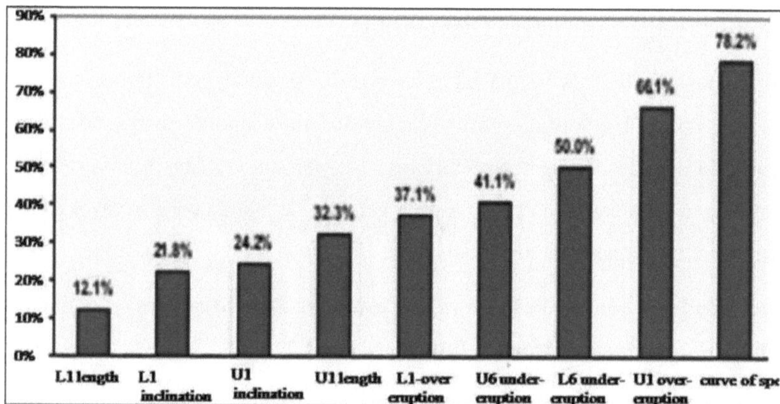

Fig.3.9. Percentagens de ocorrência de componentes dentários na má oclusão por mordida profunda. (De Mostafa M et all .Má oclusão por sobremordida profunda: Análise dos componentes subjacentes. Am J Orthod Dentofacial Orthop 2012; 142: 473-80)

CAPÍTULO 4. DIAGNÓSTICO

Uma mordida profunda anterior pode ser causada pela supra-erupção dos incisivos superiores e/ou inferiores ou pela infra-erupção dos dentes posteriores. Para avaliar a presença de infra-erupção ou supra-erupção, o ortodontista deve utilizar medidas lineares a partir da base do processo alveolar. A quantidade de erupção anterior ou posterior pode ser determinada pela análise cefalométrica. Por exemplo, a supraerupção dos incisivos inferiores frequentemente contribui para a mordida profunda anterior que acompanha a maioria das más oclusões de classe II. Para avaliar se este é o caso, pode medir-se a distância do bordo incisal verticalmente ao bordo inferior da mandíbula e compará-la com os padrões cefalométricos para a idade e sexo do doente. Se a distância estiver aumentada, é porque ocorreu uma supraerupção dos incisivos. Se existir uma mordida profunda mas os incisivos inferiores não tiverem supra-erupcionado, deve ser procurada outra causa para a mordida profunda. Podem ser efectuadas medições semelhantes posteriormente, desde o plano palatino até à ponta da cúspide do primeiro molar superior e desde o bordo inferior da mandíbula até à ponta da cúspide do primeiro molar inferior.[13]

Ao avaliar a quantidade de erupção, o ortodontista deve ter em conta as proporções globais, uma vez que os desvios na erupção acompanham frequentemente as displasias verticais do esqueleto.[13]

A relação das raízes dos molares superiores com a altura da abóbada palatina, que é facilmente observada cefalometricamente, pode ajudar numa avaliação rápida. Os ápices radiculares do molar superior num adulto devem estar 2 a 3 mm abaixo da altura da abóbada palatina, se estiverem menos, provavelmente representam uma deficiência no desenvolvimento vertical.[13]

É perfeitamente concebível que um paciente possa apresentar uma relação dentária de mordida profunda de classe II, apesar da presença do padrão esquelético de mordida aberta. Neste caso, a causa da relação de classe II seria a rotação para baixo e para trás da mandíbula, enquanto a mordida profunda se devia à erupção excessiva dos incisivos. Obviamente, o tratamento para este problema de mordida profunda de classe II seria diferente do tratamento para uma relação de mordida profunda de classe II num indivíduo que tivesse um problema de mordida profunda esquelética.[13]

Um tratamento bem sucedido da mordida profunda requer uma análise cuidadosa dos factores que contribuem para o problema.

É muito importante um exame clínico pormenorizado da dentição, da oclusão, dos movimentos dos maxilares e do padrão dos tecidos moles da face. No caso de um doente adolescente, é necessário efetuar um cefalograma lateral para estudar a relação entre o esqueleto, os dentes e os tecidos moles, bem como o padrão de crescimento e o seu estado.[14]

Os diferentes meios auxiliares de diagnóstico são

1. Exame clínico

2. Modelos de estudo

3. Cefalogramas

4. Fotografias

Exame clínico [15]

A)Exame oral suplementar

B)Exame intra-oral

Exame extra-oral

O exame extra-oral mostra as seguintes características em casos de mordida profunda

1) As avaliações da face completa e do perfil são efectuadas com a cabeça na posição natural.

2) Ao relacionar as partes do rosto umas com as outras, os principais problemas estéticos do paciente são identificados.

3) O exame facial completo revela normalmente que o doente tem uma face curta e quadrada e uma aparência edêntula.

4) Quando a mandíbula está em oclusão cêntrica, são observadas pregas cutâneas distintas, laterais à comissura oral.

5) A análise clínica mostra que o terço superior da face está dentro dos limites

normais.

6) Um estudo do terço médio da face mostra bases alares nasais largas e narinas grandes.

7) A parte posterior do rosto parece larga devido aos ângulos mandibulares proeminentes.

8) Os grandes músculos masséteres estão ligados aos processos gonadais lateralmente alargados.

9) A análise do terço inferior da face revela que o ângulo naso-labial é essencialmente normal ou obtuso.

10) Existe um botão do queixo distinto, que se torna mais evidente devido a uma prega mentolabial profunda.

11) Os grandes músculos masséteres fixados anteriormente e os pequenos ângulos gonadais contribuem para o aspeto quadrado da face do doente.

12) O estudo do ângulo formado entre o bordo inferior da mandíbula e o plano horizontal de Frankfort permite avaliar a relação de mordida profunda. Normalmente, os dois planos intersectam-se na região occipital. Se os dois planos se encontrarem para além da região occipital, isso indica um caso de mordida profunda.

Exame intra-oral

Em geral, o exame intra-oral da mordida profunda mostra

1. Excesso maxilar transversal absoluto.

2. A arcada maxilar é larga e a abóbada palatina é tipicamente plana.

3. As mordidas cruzadas bucais maxilares estão normalmente associadas ao espaçamento interdentário.

4. Observa-se recessão gengival com incisivos maxilares e/ou mandibulares.

Características da mordida profunda dentoalveolar

A maioria dos problemas nesta categoria é criada pela perda prematura de dentes permanentes, causando um colapso lingual dos dentes anteriores maxilares ou mandibulares.

Da mesma forma, a perda e / ou inclinação mesial dos dentes posteriores também pode causar um aprofundamento da sobremordida, principalmente devido a uma diminuição da altura vertical da face. Ocasionalmente, uma mordida profunda pode ser causada ou acentuada por uma aberração na morfologia dentária. Este facto pode ser diagnosticado através de uma análise cuidadosa do tamanho e da forma dos dentes.

A mordida profunda verdadeira dentoalveolar (devido à infraoclusão dos molares) mostra molares parcialmente erupcionados, grande espaço interoclusal, impulso lateral da língua e postura lateral da língua presentes.

A pseudo-mordida profunda dentoalveolar (devido à erupção excessiva dos incisivos) mostra as margens incisais dos incisivos estendidas para além do plano oclusal funcional. Curva excessiva da lança, molares totalmente erupcionados e pequeno espaço interoclusal presente.

Características da mordida profunda do esqueleto

Pode dever-se a más relações dos ossos alveolares e/ou dos ossos mandibulares ou maxilares subjacentes. Na dentição mandibular, pode manifestar-se como uma curva profunda do spee ou uma curva inversa do spee na dentição maxilar.

Modelos de estudo

Os modelos de estudo mostram uma sobremordida excessiva com uma curva exagerada da lança na arcada inferior. Normalmente, a curva inversa ou a curva compensatória do plano oclusal maxilar pode ser encontrada em casos de má oclusão de classe II divisão 2. A abóbada palatina parece ser plana.

Os molares estão em infra-oclusão nos casos de mordida profunda verdadeira. Os incisivos estão supra-erupcionados nos casos de pseudo-mordida profunda. A arcada maxilar é mais larga. Por vezes os dentes estão em mordida cruzada vestibular.

Cefalogramas

Uma técnica roentgenográfica para produzir uma película lateral da cabeça foi introduzida por Pacini[16] em 1922. Em 1931, Broadbent, nos EUA, e Hofrath, na

Alemanha, apresentaram simultaneamente uma técnica cefalométrica padronizada.

O cefalograma lateral é um dos registos ortodônticos que fornece informações sobre as relações sagitais e verticais do esqueleto craniofacial, o perfil dos tecidos moles, a dentição, a faringe e as vértebras cervicais.

Estas estruturas e as suas relações entre si são calculadas através de medidas lineares e angulares, bem como através de rácios baseados nos vários pontos cefalométricos. Uma análise cefalométrica correcta permite uma classificação das más oclusões por mordida profunda. Na mordida profunda dentoalveolar, a extensão da mordida profunda depende da extensão da erupção dos dentes. Uma infra-oclusão dos molares e/ou supra-oclusão dos incisivos pode ser um fator etiológico primário.

Assim, a mordida profunda cefalometricamente esquelética e a mordida profunda dentoalveolar podem ser diferenciadas uma da outra, uma vez que a mordida profunda dentoalveolar mostra apenas alterações na dentição e as bases maxilares e mandibulares são normais.

Poucos parâmetros nas diferentes análises cefalométricas enfatizam e diferenciam a displasia vertical.

Análise de Downs (1948)

Ângulo do plano mandibular. (Go-Me para FH)	$21,9^0 \pm 3,24^0$
Eixo Y (S- Gn a FH)	$59,4^0 \pm 3,82^0$
Ângulo inter-incisal (eixo longo da parte superior 1 para o eixo longo da parte inferior 1)	$135,4^0 \pm 5,76^0$

Inferência: Nos casos de mordida profunda esquelética, o ângulo do plano mandibular e o valor do eixo y diminuem à medida que o ângulo interincisal aumenta.

Análise de Steiner (1953)

Ângulo do plano mandibular (Go Gn - SN)	32^0
Ângulo inter-incisal (eixo longo da parte superior 1 para o eixo longo da parte inferior 1)	131^0

Inferência: Nos casos de mordida profunda esquelética, o ângulo do plano mandibular diminui e o ângulo interincisal aumenta.

Análise de Reckets (1957)

Eixo facial (Ptm Gn a Ba N)	$90^0 \pm 3^0$
Ângulo do plano mandibular (Go Me to FH plane)	$26^0 \pm 4^0$

Inferência: Nos casos de mordida profunda esquelética, o eixo facial aumenta e o ângulo do plano mandibular diminui.

Análise de Schwartz (1958)

Ângulo interincisal	$140^0 \pm 5^0$.
Ângulo do plano de base (PP - MP	$20^0 \pm 5^0$
Relações de altura a) Incisivo superior: Incisivo inferior (Borda incisal de U/1 a PP):(Borda incisal de L/1 a MP)	2 : 3
b) Molar superior: Molar inferior (Ponta da cúspide de U/6 a pp): (Ponta da cúspide de L/6 a MP)	2 : 3
Ângulo gonial (Ar- Go a Go-M)	133^0

Inferência: O ângulo do plano de base e o ângulo goníaco diminuem nos casos de mordida profunda esquelética. O ângulo do plano da base diminui devido à rotação anti-horária da mandíbula e/ou à rotação horária do plano palatino anteriormente. Na mordida profunda esquelética, é de 23^0 aos 9 anos de idade e de $20,5^0$ aos 15 anos de idade. O ângulo interincisal aumenta nos casos de mordida profunda.

Sassouni (1969)

A análise de Sassouni foi o primeiro método cefalométrico a enfatizar as relações verticais e horizontais e a interação entre as proporções verticais e horizontais[17, 18,19]. Sassouni salientou que os planos anatómicos horizontais, ou seja, a inclinação da base anterior do crânio, o plano F-H, o plano palatino, o plano oclusal e o plano mandibular, numa face bem proporcionada, tendem a convergir para um único ponto. A inclinação destes planos entre si reflecte a proporcionalidade vertical da face.

Se os planos forem quase paralelos, de modo que convergem muito atrás da face e se desviam apenas lentamente à medida que passam anteriormente, existe uma predisposição esquelética para a mordida profunda anterior e a condição é denominada mordida profunda esquelética.

Se os planos se intersectam relativamente perto da face e divergem rapidamente à medida que passam anteriormente, as proporções faciais são longas anteriormente, as proporções faciais são longas anteriormente e curtas posteriormente, o que predispõe o indivíduo a uma má oclusão por mordida aberta.

Sassouni desenvolveu uma análise para diferenciar a relação entre mordida profunda e/ou mordida aberta. Segundo ele, a constituição de cada tipo de esqueleto pode dever-se a um desequilíbrio posicional ou dimensional.

Quando é posicional, a direção da deslocação é descrita como anterior ou posterior, para baixo ou para a frente, para cima e lateral. Quando é dimensional, é descrito como grande ou pequeno.

Desvio posicional na mordida profunda

Os quatro planos da face (plano supraorbital, palatino, oclusal e mandibular) são horizontais e quase paralelos entre si. De acordo com a análise arquial, isto leva o centro de convergência (o) dos quatro planos para longe do perfil. O arco anterior traçado a partir do centro (o) e do Nasion é quase uma linha reta. A face média é geralmente retrusiva, criando um perfil côncavo. A cadeia vertical posterior de músculos (masséter, pterigoide interno, temporal) está fixada anteriormente na mandíbula e estende-se em linha quase reta na vertical. Os molares estão diretamente sob o impacto das forças mastigatórias sobre a cadeia vertical posterior de músculos.

Desvio dimensional na mordida profunda

A altura facial posterior total (Sella a Gonion) é quase igual à altura facial anterior (Supra orbitale a Menton). A altura inferior da face

(ANS-Me) é igual ou inferior à altura da face superior (SOr - ANS). A falta de entalhe antegonial na mandíbula leva ao que é por vezes chamado de "borda inferior em balanço da mandíbula". A largura facial tende a ser igual à altura total da face, dando uma aparência quadrada à vista frontal. A sínfise mandibular é curta verticalmente e larga anteroposteriormente. Muitas vezes, a distância entre o supramental (ponto B) e o pogónio é grande, criando um "botão de queixo". Na zona craniana, o crânio é geralmente redondo ou braquicefálico. O násio é profundo e posterior aos ossos frontal e nasal.

Análise de Burstone (1979)

	Homens	Mulheres
1) ANS - Gn (1HP)	68,6±3,8mm	61,3±3,3mm
2) Ângulo MP -HP	23^0 ±$5,9^0$	$24,2^0$ ±5^0
3) Incisivo superior -NF (U/1 NF)	30,5±2,1mm	27,5±1,7mm
4) Incisivo inferior -MP(L/1 MP)	45±2,1mm	40,8±1,8mm
5) Molar superior - NF (U/6 NF)	26,2±2mm	23±1,3mm
6) Molar inferior - MP (L/6 MP)	35,8±2,6mm	32,1±1,9 mm

Inferência: Nos casos de mordida profunda esquelética, todos os valores diminuem. Numa mordida profunda dentoalveolar devido a supraerupção dos incisivos, as medidas do incisivo superior para NF e do incisivo inferior para MP aumentam. Se a mordida profunda dentoalveolar for verdadeira, ou seja, devido à infra-oclusão dos molares, as medidas do molar superior para NF e do molar inferior para MP diminuem.

Análise de Bell e Proffit (1980)

N.º Sr.		Homens	Média	Mulheres
1	SN-PP		$7^0 \pm 3^0$	
2	SN-Funcional - OP		$14^0 \pm 4$	
3	SN-GoGn		$32^0 \pm 5^0$	
4	FH-Opção Funcional		$11^0 \pm 3^0$	
5	PP-NA		$88^0 \pm 4^0$	
6	Avião Ramal - MP		$123^0 \pm 5^0$	
7	Me-ANS	80±6mm		70±5mm
8	Me-PP Perpendicular	76±6mm		67±4mm
9	Me-N	137±8mm		123±5mm
10	S-Gn	144±7mm		133±5mm
11	S-Go	88±6mm		80±5mm

Inferência: Os valores de todos os parâmetros diminuem nos casos de mordida profunda esquelética.

Fotografias

As fotografias devem ser tiradas com a cabeça na posição natural[15].

Vista frontal

Nos doentes com mordedura profunda, são observadas as seguintes características na vista frontal.

1. Num indivíduo normal, os terços superior, médio e inferior do rosto são proporcionais entre si, mas nos casos de mordedura profunda, o terço inferior da altura do rosto está diminuído.

2. Um estudo do terço médio da face mostra bases alares nasais largas e narinas grandes.

3. O exame facial completo revela normalmente que o doente tem uma face curta e quadrada e uma aparência edêntula.

4. A parte posterior da face parece larga devido ao ângulo mandibular

proeminente.

5. A vista do sorriso mostra os incisivos maxilares escondidos atrás do lábio superior quando os molares estão em infra-oclusão

6. A vista frontal mostra lábios enrolados ou redundantes.

7. O lábio superior curva-se para baixo e os cantos da boca ficam abaixo da linha oclusal.

8. A relação entre o dente superior e o lábio superior é uma medida vertical efectuada na linha média a partir dos bordos incisais do incisivo central superior até à porção mais inferior do lábio superior. Normalmente, esta distância é de 2-5 mm. Se os dentes superiores estiverem enterrados sob o lábio superior, isso indica uma mordida profunda esquelética.

9. A distância interlabial é a distância vertical entre a porção mais inferior do lábio superior e inferior quando os lábios estão relaxados e os dentes estão em relação cêntrica. Num indivíduo normal, é de aproximadamente 2 mm.

A diminuição da distância inter-labial ou a redundância dos lábios indica uma mordida profunda esquelética.

Vista do perfil

1. O terço inferior da altura do rosto está diminuído.

2. A análise do terço inferior da face revela que o ângulo naso-labial é essencialmente normal ou obtuso.

3. Existe um botão do queixo distinto, que se torna mais evidente por uma prega mento-labial profunda.

4. Os lábios são enrolados ou redundantes.

CAPÍTULO 5. CONSIDERAÇÕES SOBRE O TRATAMENTO

Considerações sobre os tecidos moles[20]

Um exame clínico cuidadoso da cobertura de tecido mole do paciente é o primeiro passo para determinar a opção ideal para tratar a mordida profunda. Os seguintes componentes do tecido mole são importantes.

Fenda interlabial

Quando se pede ao doente para relaxar o lábio com os dentes em oclusão máxima, este apresenta normalmente um espaço entre os lábios superior e inferior. 2 a 3 mm de espaço interlabial são normalmente considerados esteticamente agradáveis. Se um paciente tiver um espaço interlabial aceitável, o objetivo do tratamento deve ser mantê-lo durante a correção da sobremordida profunda. Em pacientes têm com grandes espaços interlabiais, o objetivo deve ser reduzi-los ou mantê-los. Qualquer mecânica extrusiva na área dos molares para corrigir a sobremordida profunda faz a mandíbula oscilar para baixo e para trás, aumentando assim o espaço interlabial. Isto corrige o problema dentário mas resulta em alterações indesejáveis dos tecidos moles.

Se o paciente não tiver qualquer fenda interlabial com sobremordida profunda, a extrusão dos dentes posteriores pode ser um tratamento de eleição, desde que outras considerações de planeamento do tratamento o permitam.

Distância incisão-estômago

Esta distância representa a quantidade de coroa do incisivo central maxilar que fica à vista quando os lábios estão numa posição relaxada. Mais uma vez, uma distância de 3 a 4 mm entre a incisão e o estoma é esteticamente agradável. Qualquer tentativa de corrigir a sobremordida profunda com extrusão de molares aumenta esta distância com um aumento concomitante do espaço interlabial.

Linha do sorriso

Durante um sorriso esteticamente agradável, a linha do lábio superior deve estar na junção gengivo-esmalte ou perto dela. Muitas vezes, os pacientes têm um sorriso que mostra uma abundância de tecido gengival. O objetivo nestes pacientes deve ser evitar a extrusão dos dentes posteriores a qualquer custo. Caso contrário, o resultado estético é mau.

Comprimento dos lábios

Muitas vezes, um doente tem um grande intervalo interlabial ou uma grande distância estomacal da incisão devido a um lábio superior curto. A opção de tratamento de eleição nestes doentes é a correção da sobremordida profunda através da intrusão dos incisivos superiores. Esta opção evita a extrusão dos dentes posteriores e ajuda a melhorar a relação entre os incisivos superiores e o lábio superior.

Tonicidade labial

A tonicidade dos lábios é uma consideração importante na seleção de uma opção de correção da sobremordida profunda. Em pacientes que apresentam lábios superiores e inferiores hiperactivos e tensos, o alargamento dos incisivos superiores e inferiores resulta em recidiva devido à pressão muscular. Em pacientes adultos, o alargamento não é aconselhável, a menos que os incisivos superiores e inferiores estejam inclinados para a língua. Mesmo nestes doentes, pode ser desejável uma retenção permanente ou a longo prazo.

Considerações sobre o esqueleto[2]

O componente mais importante a considerar para selecionar uma opção para corrigir a sobremordida profunda é a dimensão vertical de um paciente. Um ortodontista pode facilmente influenciar a dimensão vertical inferior de um paciente através da extrusão ou intrusão do molar, embora esta última seja muitas vezes difícil de realizar com meios ortodônticos. Uma avaliação cuidadosa do rácio entre a altura da face superior e inferior de 45%: 55% é o ideal. Em pacientes com grande altura facial inferior, uma extrusão de molares para corrigir a sobremordida profunda não é o tratamento de escolha, porque alonga ainda mais a face com alterações concomitantes indesejáveis dos tecidos moles.

Da mesma forma, os pacientes com dimensão vertical curta têm frequentemente uma má oclusão de classe II divisão2 juntamente com uma sobremordida profunda. Nestes pacientes, a extrusão dos dentes posteriores pode ser o tratamento de escolha para abrir a mordida.

Considerações funcionais[20]

Considerações funcionais são de suma importância se a extrusão de molares ou dentes posteriores for tentada para abrir a mordida profunda, especialmente em pacientes adultos. A extrusão dos dentes posteriores faz a mandíbula cair para baixo e para trás, e o côndilo assume uma nova posição na articulação da articulação temporomandibular. Isso pode resultar em dois ajustes para que o equilíbrio entre função, músculos e anatomia da ATM possa ocorrer após o tratamento ortodôntico. Primeiro, se a extrusão dos dentes posteriores permanecer estável, o côndilo, a ATM e os músculos têm que se remodelar ou se readaptar à nova posição morfológica da mandíbula. Em segundo lugar, o ajuste resulta em recidiva porque os músculos da mastigação e a oclusão alterada podem empurrar os dentes posteriores extruídos de volta à sua posição original até que um equilíbrio de tecido mole e tecido duro seja alcançado novamente.

As placas de mordida são frequentemente utilizadas para corrigir problemas de sobremordida profunda em adultos. Uma placa de mordida desoclui os dentes posteriores, permitindo assim a sua extrusão até a mordida estar aberta. Este método é bastante fácil e muitas vezes tentador de utilizar em todos os pacientes adultos. As placas de mordida, no entanto, devem ser usadas criteriosamente devido aos efeitos secundários indesejáveis relacionados com a ATM, a musculatura e a fraca estabilidade dos resultados obtidos.

Consideração dentária[20]

A intrusão de incisivos é uma opção ideal para corrigir a mordida profunda porque mantém a dimensão vertical do paciente. Se um doente necessitar de intrusão de incisivos para corrigir a sobremordida profunda, pode ser efectuada uma intrusão de incisivos superiores até 4,0 mm sem qualquer reabsorção radicular significativa. Se um doente necessitar de mais de 4,0 mm de intrusão do incisivo superior, esta pode ser combinada com a intrusão dos incisivos inferiores.

A intrusão também deve ser o tratamento de escolha para pacientes adultos que tiveram perda óssea significativa ao redor dos incisivos. A doença periodontal deve estar sob controlo em pacientes adultos antes do início do tratamento ortodôntico.

Estabilidade[20]

A estabilidade dos resultados obtidos deve ser a principal preocupação na correção da mordida profunda. Nas crianças, muitas vezes o crescimento actua como um catalisador importante na correção dos efeitos secundários extrusivos. Nos adultos, a adaptação dos músculos, da dimensão vertical e da ATM é difícil. A opção de tratamento em adultos deve ser limitada aos dentes sempre que possível. A intrusão de dentes pode ser realizada sem qualquer alteração nos componentes esqueléticos e musculares da face.

A intrusão é também um procedimento relativamente estável. Num estudo clínico, Burzin e Nanda demonstraram que a recidiva de dentes intruídos é quase insignificante até 2 anos após o tratamento. Este facto é importante, especialmente porque os incisivos não são frequentemente retidos na dimensão vertical.

Plano oclusal[20]

O plano oclusal pode ser extremamente útil no planeamento do tratamento da mordida profunda. Na ortodontia convencional, um dos objectivos do tratamento é proporcionar ao doente um plano oclusal plano. Este objetivo, se não for considerado juntamente com as considerações relativas à altura facial vertical e labial, pode resultar em condições desagradáveis e instáveis.

Muitas vezes, um tratamento bem sucedido da mordida profunda requer planos oclusais posteriores e anteriores diferentes. Num indivíduo em que a posição vertical dos dentes posteriores não pode ser alterada e os dentes anteriores necessitam de intrusão devido a considerações labiais, pode ser criado um plano oclusal tipo degrau entre os dentes anteriores e posteriores. Noutras ocasiões, a curva de spee ligeira ou moderada na arcada mandibular pode ser deixada intacta se as considerações relativas ao lábio e à altura facial exigirem um tratamento apenas através de uma intrusão dos incisivos superiores.

Espaço interoclusal

O espaço interoclusal ou espaço livre é a distância entre as superfícies oclusais ou incisais dos dentes maxilares e mandibulares quando a mandíbula está na posição de repouso fisiológico. O espaço interoclusal médio e normal é de 2 a 4 mm. A correção de uma sobremordida profunda através da extrusão dos dentes posteriores para invadir este espaço deve ser evitada, uma vez que resulta frequentemente em recidiva causada pelos músculos da mastigação e devido ao contacto oclusal total dos dentes posteriores durante a fala e a mastigação. Acredita-se também que isso pode resultar em alterações patológicas na articulação temporomandibular.

Tempo de tratamento e idade do doente [20]

Nos doentes adultos que apresentam uma mordida profunda excessiva, acompanhada de uma linha de sorriso alta, altura facial vertical reduzida e problemas alveolares, a duração do tratamento pode ser muito longa. Nestes casos, deve ser dada ao doente a opção de uma correção ortognática do problema. Nestes doentes, o plano de tratamento para corrigir a sobremordida excessiva deve ser efectuado em conjunto com cirurgiões orais e maxilofaciais.

CAPÍTULO 6. OBJECTIVOS DO TRATAMENTO

Na dentição decídua e mista [8]

Em geral, a sobremordida profunda é um reflexo de uma má oclusão mais complexa ou de uma perturbação do padrão de crescimento do complexo dentofacial. O alívio exploratório da profundidade de mordida sem uma avaliação cuidadosa do crescimento e desenvolvimento total da dentição pode levar ao fracasso ou mesmo a uma acentuação do problema.

No entanto, em algumas crianças, a sobremordida profunda pode ser um reflexo de anomalias localizadas da oclusão. A mordida cruzada, a buco-oclusão completa ou a linguo-oclusão dos segmentos laterais de uma arcada podem contribuir para a profundidade da mordida.

Ocasionalmente, a dentição em desenvolvimento pode ser deficiente no crescimento vertical, e o espaço interalveolar suficiente para a erupção dos molares permanentes não está disponível. É desejável esperar por um maior crescimento. No entanto, se a peri coronite sobre os dentes de erupção lenta for repetida, pode ser utilizada uma placa de mordida para aliviar a mordida profunda temporária e permitir a erupção dos dentes.

Na dentição permanente [8]

O tratamento da sobremordida profunda pode ser necessário para a preservação e reabilitação da dentição adulta madura. A extensão da movimentação dentária necessária, bem como a lógica do tratamento, dependem dos factores etiológicos e dos objectivos do plano de tratamento. Embora alguns casos exijam uma abordagem mais complexa, alguns destes procedimentos enquadram-se no âmbito da movimentação dentária ligeira.

Um desses procedimentos é a correção da posição anormal e da inclinação axial de dentes individuais ou de grupos de dentes. A interferência oclusal de uma sobremordida profunda pode interferir com a correção da buco-oclusão, linguo-oclusão ou inclinação axial mesial ou distal anormal. Portanto, o alívio de tal sobremordida deve ser considerado uma parte necessária da movimentação dentária. A posição dentária corrigida frequentemente ajudará a manter a nova relação vertical.

Há muitos casos em que a própria sobremordida profunda causa danos periodontais. Os incisivos inferiores podem traumatizar a gengiva marginal palatina e causar recessão e bolsas. Da mesma forma, os incisivos superiores com inclinação lingual podem traumatizar a gengiva marginal mandibular. O tratamento periodontal completo requer o alívio destas relações prejudiciais.

É relativamente comum que pacientes com sobremordida profunda apresentem como queixa principal o espaçamento progressivo dos dentes anteriores. A doença periodontal está geralmente presente, e o trauma contínuo apenas agravará a patose e o problema estético.

A movimentação dentária pode ser necessária no tratamento destes problemas. Se a causa da sobremordida profunda for uma má oclusão de base, a correção pode exigir procedimentos ortodônticos complexos que devem ser realizados apenas pelo ortodontista. No entanto, em certos casos, a sobremordida pode ser reduzida através de pequenos procedimentos de movimentação sem afetar as relações das arcadas. As correcções de inclinações axiais anormais, dentes desviados e atrição excessiva podem reduzir eficazmente a sobremordida sem o tratamento completo da má oclusão.

Assistência em procedimentos de restauração extensiva[8]

Muitos casos que necessitam de restauração têm uma sobremordida profunda que pode ter sido criada ou acentuada pela perda de dentes posteriores e concomitante inclinação para inclinações axiais anormais. Uma vez que estes casos têm frequentemente algum grau de perda de osso alveolar, o simples aumento protético das coroas clínicas dos dentes seria contraindicado. A inclinação dos dentes anormalmente inclinados para posições verticais pode reduzir a sobremordida sem aumentar a tensão sobre o periodonto e proporcionará uma distribuição mais fisiológica das forças oclusais.

Os pacientes com uma sobremordida profunda que requerem a restauração das coroas dos incisivos superiores apresentam um problema. A quantidade de preparação dentária necessária para permitir um volume suficiente de porcelana pode ser prejudicial para a polpa. A redução de uma mordida tão apertada pode assegurar a conservação da polpa e o sucesso da restauração.

Se os incisivos superiores forem espaçados e apresentarem uma inclinação anterior acentuada, qualquer tentativa de colocação de uma restauração com jaqueta de porcelana deve ser precedida da redução da mordida profunda e da retração dos dentes anteriores.

Na gestão das perturbações da articulação temporomandibular[8]

Um indivíduo com uma sobremordida profunda pode apresentar dor e disfunção da articulação temporomandibular. A redução da sobremordida através de procedimentos extensos de coroas ou pontes não está indicada, a menos que a síndrome articular seja crónica. Para além disso, este tratamento não deve ser iniciado a menos que se tenha conseguido um alívio temporário através da utilização de uma placa de mordida. No caso de o alívio dos sintomas ter sido obtido através desta alteração temporária nas relações verticais, o ortodontista pode então decidir se a mordida profunda deve ser permanentemente alterada por restauração ou por procedimentos de movimentação dentária.

Melhoria da estética facial.[8]

A sobremordida profunda pode refletir-se nos contornos faciais do paciente.

O fechamento excessivo da mandíbula encurta a distância da asa do nariz até o queixo. A musculatura e os tecidos moles da face apresentam uma postura caraterística de contração tensa ao fechar. Aparecem linhas profundas nos cantos dos lábios que podem causar uma queilose crónica. Estes problemas estéticos podem ser complicados pela protrusão, espaçamento ou apinhamento dos dentes anteriores que estão frequentemente associados à sobremordida profunda.

CAPÍTULO 7. MODALIDADES DE TRATAMENTO

Classificação das modalidades de tratamento da mordida profunda

A. Com base na mecânica	B. Com base no aparelho utilizado
1. Intrusão de dentes anteriores	1. Correção com aparelho removível
2. Extrusão dos dentes posteriores	2. Correção com aparelho miofuncional amovível
3. Combinação de ambos.	3. Correção com aparelho miofuncional fixo
4. Proclinação dos incisivos.	4. Correção com aparelho ortopédico
5. Cirúrgico	

Os diferentes tipos de aparelhos utilizados na correção da mordida profunda são

1. Aparelho Removale

Plano de mordida anterior

Plano de mordida Sved

Elásticos para diques de borracha

Berço posterior da língua

Dispositivo de intrusão Essix

2. Aparelho miofuncional amovível

Ativador

Bionizador

Regulador funcional

Aparelho de bloco duplo

3. Aparelho miofuncional fixo

Aplicativo Rick-A-Nator

Plano de mordida fixo em acrílico

Aparelho Nance modificado

4. Aparelho ortopédico

Dispositivo de tração cervical

Arnês de cabeça de tração occipital "gancho em J

5. Aparelho ortopédico miofuncional combinado

Dispositivo combinado de ativação do arnês

6. Aparelho fixo

Abertura da dentadura com a técnica de Begg

Abertura da mordida com a técnica Edge-wise

Abertura da mordida com técnica pré-ajustada de ponta a ponta

Abertura da mordida com técnica de arco segmentado

Abertura da mordida com arcos de utilidade

Abertura da mordida com abertura da mordida e arame de fecho do espaço

Abertura da mordida com hélice quádrupla equiplanar

Abertura da mordida com arcada lingual

Abertura da mordida com sistema de ancoragem de mini-parafuso

Abertura da mordida com ímanes

Com base na mecânica

Intrusão de dentes anteriores

A intrusão é definida por Nicolai[22] como "Uma forma transitória do movimento dentário dirigido apicalmente e paralelo ao eixo longo".

Burstone[23] definiu a intrusão como "movimento apical do centro geométrico da raiz (centróide) em relação ao plano oclusal ou a um plano baseado no longo eixo do dente".

A intrusão de incisivos é normalmente indicada em casos de mordida pseudo-profunda ou em casos com altura da face anterior aumentada. Também é indicada nos casos em que há uma exposição gengival excessiva durante a fala ou o sorriso. A intrusão pura dos incisivos não é possível com aparelhos amovíveis. No entanto, a intrusão de incisivos é quase impossível, a não ser que se inclua uma mecânica pura no sistema de aparelhos. A terapia com aparelhos fixos é provavelmente a melhor forma de intruir os dentes para a correção da mordida profunda, tanto em crianças como em adultos.[20]

Extrusão dos dentes posteriores[20]

A extrusão de dentes posteriores é normalmente indicada em pacientes com altura da face anterior inferior diminuída. Também é indicada em casos de mordida profunda verdadeira. Se os bordos incisais dos dentes anteriores superiores estiverem posicionados acima da margem inferior do lábio superior, nestes casos está indicada a extrusão dos dentes posteriores.

A extrusão de molares de uma média de 1 mm resulta em 2 a 2,5 mm de abertura da mordida. Este é provavelmente o método mais comum e mais fácil, embora nem sempre o melhor, para corrigir as sobremordidas profundas. A extrusão dos dentes posteriores pode ser efectuada através de aparelhos miofuncionais, aparelhos removíveis e aparelhos fixos. A extrusão de dentes posteriores em pacientes em crescimento é estável, mas em adultos pode resultar em recidiva.

Combinação de intrusão anterior e extrusão dos posteriores[2]

Em alguns casos, a sobremordida profunda deve-se à combinação da infra-oclusão dos molares e da supra-erupção dos incisivos, pelo que a extrusão dos posteriores e a intrusão dos anteriores são necessárias nestes casos. A terapia com aparelhos fixos é a escolha de tratamento nestes casos.

Proclinação dos incisivos[20, 24]

Muitos casos de mordida profunda apresentam incisivos retroinclinados. A proclinação destes dentes contribui para a abertura da mordida na região anterior. Esse método de correção da mordida profunda tem uso limitado. A proclinação dos incisivos é indicada quando existe um aumento do ângulo nasolabial e um lábio retruído. Portanto, os tecidos moles devem ser avaliados antes da proclinação dos incisivos.

5. Cirúrgico

Para os doentes cuja mordida profunda esquelética é tão grave que nem a modificação do crescimento nem a camuflagem oferecem uma solução, o realinhamento cirúrgico dos maxilares ou o reposicionamento dos segmentos dentoalveolares é o único tratamento possível. Nestes doentes, a cirurgia não substitui a ortodontia. Em vez disso, deve ser devidamente sincronizada com o tratamento ortodôntico pré e pós-cirúrgico para obter resultados estáveis.

CAPÍTULO 8. CORRECÇÃO COM APARELHO AMOVÍVEL

Anterior bite plane

Sved bite plane

Rubber dam elastics

Posterior tongue crib

Essix Intrusion Appliance

Plano de mordida

A placa de mordida foi usada em 1879 por Miller[8] para permitir o alongamento dos dentes posteriores (Fig. 7.1). Desde então, ela tem desempenhado um papel importante no tratamento da sobremordida profunda. Na dentição adulta, o plano de mordida pode ser útil em casos de sobremordida profunda caracterizada por infra-oclusão dos dentes posteriores. Um plano de mordida pode atingir uma altura vertical sem alterar significativamente as relações oclusais.

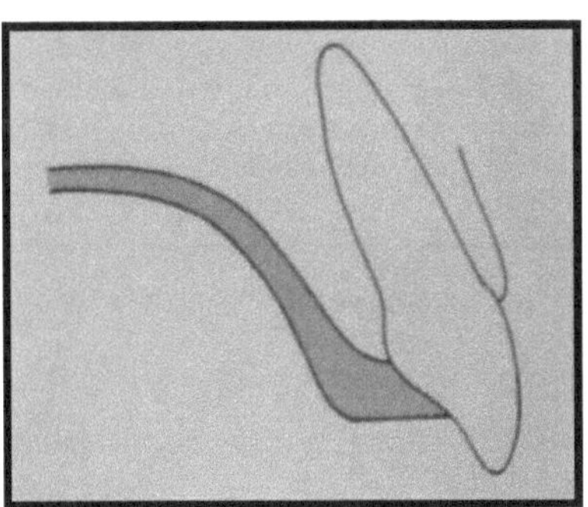

Fig7.1. Plano de mordida antérior

Na terapia do plano de mordida para a sobremordida profunda, o alongamento dos segmentos posteriores depende do crescimento do osso alveolar. Este novo osso deve ser condicionado para suportar as tensões da mastigação através da remoção gradual da placa de mordida. Muitos casos de insucesso da terapia com placa de mordida foram causados pela remoção abrupta da placa de mordida antes de ter ocorrido uma organização completa do osso. A placa de mordida tem a forma de uma plataforma espessada de acrílico, palatina para os incisivos superiores, sobre a qual os incisivos inferiores podem ocluir, deixando os dentes posteriores fora de oclusão (Fig. 7.2).

Construção e ajuste de planos de mordida anteriores.[25]

É difícil construir um plano de mordida adequado, que possa ser montado sem ajustamento do lado da cadeira.

Correção da altura

Deve-se utilizar papel articulador para auxiliar a redução do plano de mordida até que os dentes posteriores estejam separados por 2 a 3 mm na região dos prémolares. Uma separação desse grau permitirá a redução necessária da sobremordida. À medida que a redução da sobremordida ocorre, o plano de mordida pode ser construído e nivelado com a adição de acrílico curado a frio.

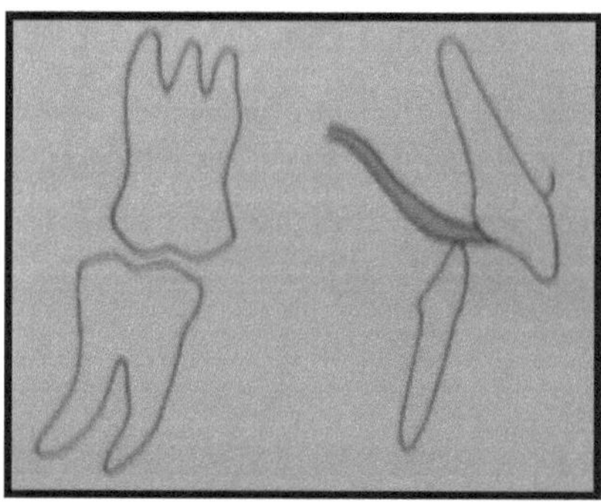

Fig. 7.2 Plano de mordida anterior

A redução da sobremordida deve ser evidente nos primeiros 2 meses após a colocação do aparelho. Nos adultos, a redução da sobremordida é difícil de conseguir e ocorre lentamente. Deve ser possível ao paciente mastigar os alimentos de uma forma razoavelmente eficiente e assim usar o aparelho a tempo inteiro.

Um dos erros mais comuns no tratamento com aparelhos removíveis é, sem dúvida, a utilização de um plano de mordida anterior com uma dimensão vertical demasiado grande, que separa os dentes de tal forma que se torna difícil para o paciente comer com o aparelho colocado. Isso geralmente significa que a redução da sobremordida é muito lenta ou totalmente mal sucedida, porque a borda lateral da língua se espalha sobre a superfície oclusal do dente posterior.

Para retração do plano de mordida anterior superior, deve ser aparado no lado palatino (Fig. 7.3).

Ajuste horizontal[25]

A superfície do plano de mordida deve ser aproximadamente paralela ao plano oclusal. Também deve ser horizontal quando visto de frente. Idealmente, a carga oclusal deve ser distribuída por todos os seis dentes anteriores inferiores, mas os níveis variáveis dos bordos incisais e das cúspides podem ditar um compromisso.

O objetivo deve ser conseguir uma mesa oclusal razoável na qual os dentes anteriores inferiores possam funcionar e ainda melhorar qualquer irregularidade na altura destes dentes à medida que o tratamento prossegue. Antes de os dentes anteriores superiores poderem ser retraídos para reduzir o overjet, o plano de mordida anterior terá de ser aparado para longe destes dentes.

Também será necessária uma redução progressiva e cuidadosa posterior, de modo a que os incisivos inferiores mantenham o seu contacto com ele até que o overjet esteja quase corrigido **Ajuste do plano de mordida durante o tratamento**

Se o aparelho for usado a tempo inteiro, a redução da sobremordida deve ser visível na primeira consulta, um mês depois. Isso é especialmente verdadeiro para pacientes em crescimento. Os molares já devem ter irrompido e agora estão em oclusão completa novamente com o aparelho em posição. As facetas que representam contactos funcionais com os dentes incisivos inferiores devem ser visíveis no plano de mordida. Os pacientes mais velhos podem responder menos rapidamente à terapia do plano de mordida.

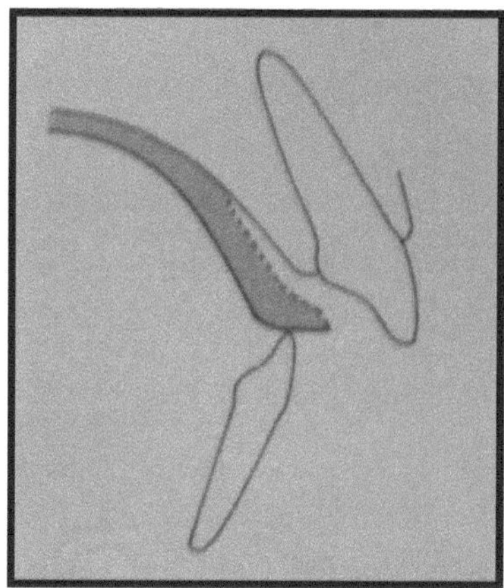

Fig.7.3Tnmmmg do plano de mordida no lado palatino

Se a abertura da mordida estiver a progredir, o plano de mordida deve ser aumentado nesta visita e nas visitas seguintes, conforme necessário. Acrílico de cura a frio é adicionado ao plano de mordida a uma profundidade de cerca de 1 mm, de modo a que os molares fiquem separados por 1 -2 mm. Ao aumentar o plano de mordida em cada consulta, a sobremordida pode ser reduzida e a curva de Spee nivelada. É aconselhável abrir a mordida um pouco mais do que seria necessário para obter uma sobremordida normal dos incisivos no final do tratamento.

Não há perigo de produzir demasiada abertura de mordida, uma vez que um espaço em excesso fechará rapidamente se o plano de mordida for removido durante a fase final do tratamento. Uma vez que se tenha conseguido uma redução suficiente da sobremordida, não são necessários mais ajustes, mas o plano de mordida deve ser mantido neste aparelho e em todos os aparelhos subsequentes. Ocasionalmente, pode ser necessário continuar a redução da sobremordida com o segundo aparelho, especialmente quando os outros movimentos dentários durante a primeira fase do tratamento são mínimos.

Sved Bite Plane

Sved modificou a placa de mordida para tentar obter alguma depressão dos dentes anteriores maxilares, bem como dos dentes anteriores mandibulares. Cobriu com acrílico todas as superfícies palatinas e incisais e estendeu até um terço das superfícies labiais dos dentes anteriores[8, 26] (Fig. 7.4).

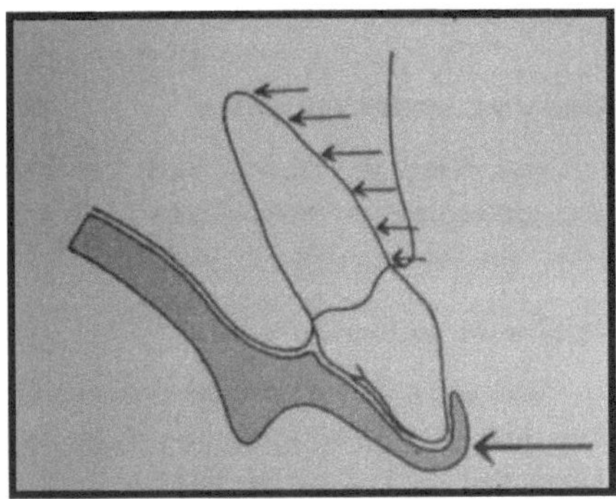

Fig.7.4. Plano de mordedura Sved

Isto faz com que o aparelho seja suportado pelos dentes em vez de ser suportado maioritariamente pelos tecidos. A cobertura de acrílico no palato pode ser plana ou inclinada. No aparelho de Sved, o acrílico mais rígido oferece maior resistência ao movimento vestibular dos dentes. A força aplicada aos dentes anteriores superiores é maior na direção apical e menor na direção vestibular. O plano de mordida de Sved pode ser usado em conjunto com um plano inferior.

Elásticos para diques de borracha para intrusão de dentes anteriores

Se quatro incisivos tiverem de ser intruídos, pode ser utilizado um aparelho de acrílico e arame como ancoragem para este efeito (Fig. 7.5).

O gancho é soldado ao fio do arco oposto a cada dente, que é deprimido e direcionado para a gengiva. Os quatro grampos podem ser feitos dobrando um fio de 0,025 polegadas e embutindo metade do fio resultante no acrílico. É essencial que o aparelho seja firmemente retido pelos quatro grampos e pelas projecções interproximais de acrílico, para que não se desloque. O elástico do dique de borracha é colocado à volta do gancho e esticado sobre a superfície incisal do grampo[8] .

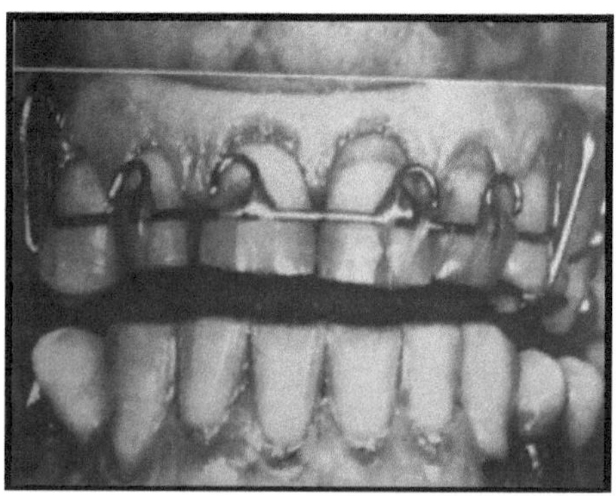

Fig.7.5 Elásticos de dique de borracha para intrusão de dentes anteriores

Ao contrair-se, exerce uma força de intrusão sobre os dentes. Os elásticos podem ser colocados sobre a presilha e o gancho antes de o aparelho ser colocado na boca para facilitar a sua inserção. No entanto, os pacientes devem certificar-se de que os elásticos passam sobre o centro das bordas incisais. Se o elástico ficar alojado entre os dentes em vez de passar sobre a borda incisal durante a sua inserção, ele pode ser ajustado facilmente. Torcer o elástico uma vez quando passa sobre a superfície incisal pode ajudar a mantê-lo na sua posição correcta. Podem ser utilizados elásticos de borracha com um diâmetro de aproximadamente ¼ de polegada. O aparelho é usado em todas as ocasiões, exceto durante as refeições e a escovagem. Se os resultados não forem visíveis dentro de 3 ou 4 semanas, podem ser usados dois elásticos em vez de um. Elásticos mais pesados provavelmente causariam o deslocamento do aparelho.

Berço posterior da língua

O impulso lateral da língua ou o posicionamento da língua durante a função causa mordida profunda devido à infra-oclusão dos molares. Esta verdadeira mordida profunda é designada por mordida profunda funcional, uma vez que a língua é posicionada nas superfícies oclusais durante a função. Nestes casos, é utilizado um berço lingual posterior.

O aparelho posterior é constituído por uma placa fixada aos dentes com grampos e suportada por um arco labial (Fig. 7.6 e 7.7). Vários grampos em forma de ponta de flecha proporcionam uma boa retenção. A placa está em contacto com todos os dentes e é aparada na área dos dentes infra-ocluídos para permitir a extrusão dos dentes.

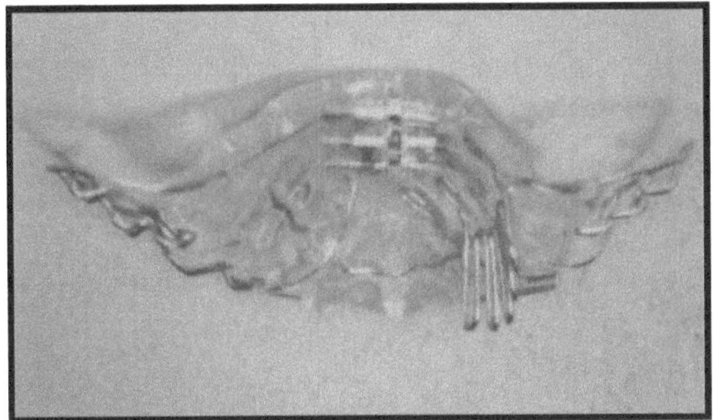

Fig. 7.6 Berço posterior da língua

Na área dos dentes infra-ocluídos, existe um berço para intercetar a língua que se move. A estrutura de arame estende-se abaixo da superfície oclusal o suficiente para impedir que a língua se insira no espaço interoclusal durante a posição de repouso postural. Uma vez que o berço se encontra a 2 a 3 mm de distância dos dentes, não entra em contacto com eles. Também pode ser usado durante o dia.

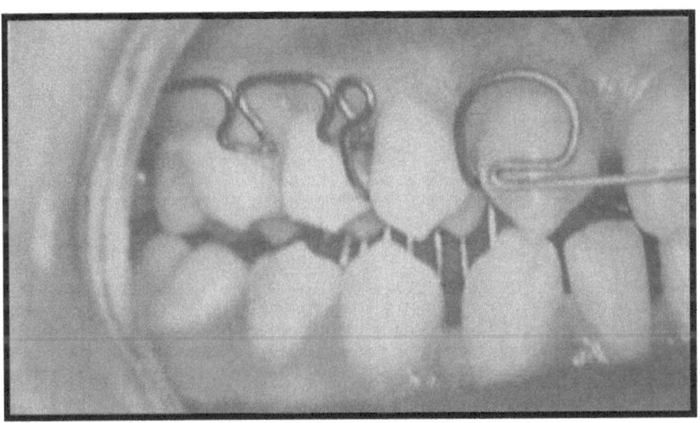

Fig.7.7 Berço posterior da língua

Um aparelho de intrusão Essix

Aparelhos plásticos removíveis já foram propostos anteriormente, mas eles geralmente requerem procedimentos laboratoriais complexos envolvendo grampos e ganchos de retenção. Em contraste, o aparelho Essix não necessita de grampos, é fácil de construir e pode ser termoformado a partir de uma única folha de plástico Essix de 1 mm (Fig. 7.8).

Fabrico de electrodomésticos

Verter o molde de trabalho com uma pedra de alta qualidade até uma altura não superior a 2,5 cm. É termoformada uma folha de plástico Essix tipo C+ durável sobre o molde inalterado. Formar o contorno básico do aparelho de plástico de cobertura total, cortando o plástico estranho do molde com um disco de metal serrilhado. A linha de saída do plástico deve estender-se 2-3 mm sobre a gengiva. Remova o aparelho do molde e corte-o até à forma final com uma tesoura curva. Cortar o plástico que cobre a coroa dos dentes a serem intruídos. Adicionar mecanismos de fixação elástica através de um dos vários métodos, tais como cortar abas de retenção no plástico com um bisturi ou colar botões diretamente na superfície preparada do plástico.

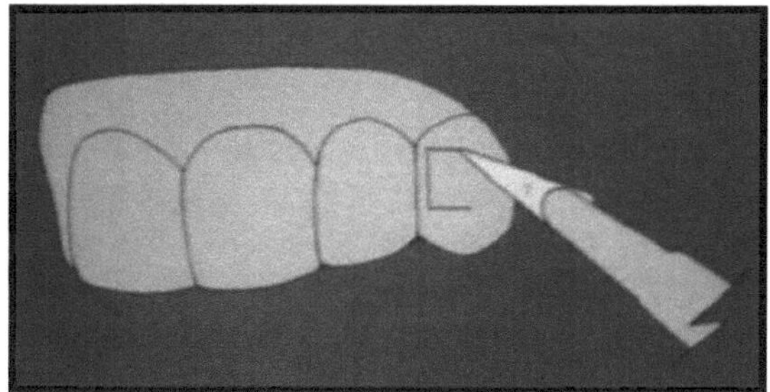

Fig.7.8. Folha de plástico Essix

Fixar um elástico de parede fina para aplicar uma força ligeira na superfície oclusal do dente a ser intruído e torcer o elástico 180^0 de modo a formar um 'X' sobre a coroa do dente. Quando o aparelho estiver assente, a configuração em 'X' centrará o elástico na coroa, de modo a que não possa deslizar para o espaço interproximal[27] (Fig. 7.9).

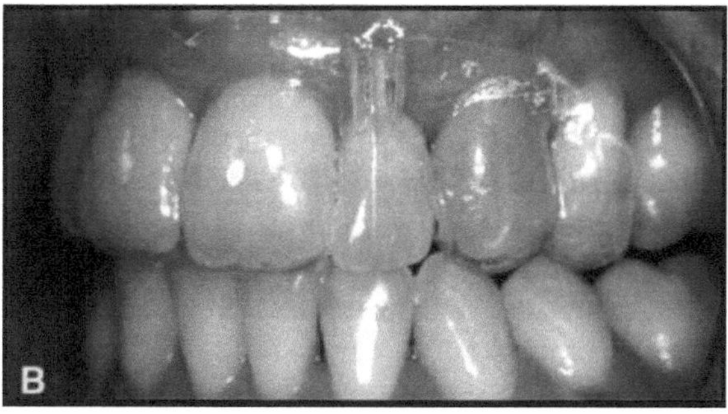

Fig.7.9 Um aparelho de intrusão Essix

Uma vez que a força recíproca do elástico esticado tenderá a soltar o aparelho, é fundamental que o plástico esteja bem adaptado a todos os cortes gengivais retentivos interdentários até aos pontos de contacto. Se a retenção do aparelho precisar de ser reforçada, podem ser colocados pequenos suportes em compósito em dentes seleccionados, com o procedimento de ataque ácido, antes de fazer a moldagem.

Instruções aos pacientes

> O paciente deve usar o aparelho de intrusão a tempo inteiro, exceto para comer e limpar-se.

> Mudar o elástico diariamente.

> Limpar o aparelho com uma escova de dentes e água. Não deve ser utilizada pasta de dentes, pois o seu grão fino embota a superfície do aparelho, comprometendo assim o aspeto estético.

CAPÍTULO 9. CORRECÇÃO ATRAVÉS DO SISTEMA MIOFUNCIONAL E DO APARELHO ORTOPÉDICO

A sobremordida profunda verdadeira, com uma grande folga interoclusal, é causada pela infra-oclusão dos segmentos posteriores. É frequentemente o resultado de um impulso ou postura lateral da língua. O tratamento no período da dentição mista requer a eliminação dos factores ambientais que inibem a erupção dos dentes posteriores. Este é um objetivo de tratamento com aparelhos funcionais, válido e bastante atingível.[28]

O problema da sobremordida pseudo-profunda, com um pequeno espaço interoclusal, já apresenta uma erupção normal dos dentes posteriores. A extrusão posterior só é possível numa extensão moderada. A sobremordida profunda é combinada com uma erupção excessiva dos incisivos e o sorriso gengival com uma má relação com a linha dos lábios pode ser incluído nesta categoria. A quantidade de espaço interoclusal pode ser um critério de distinção. Normalmente, é indicada toda a mecânica intrusiva possível nos dentes incisivos com aparelhos fixos.

A análise cefalométrica é essencial para revelar o padrão morfogenético, a direção de crescimento e as áreas precisas de posição dentária anormal que requerem orientação terapêutica. O prognóstico é bom num problema de sobremordida profunda verdadeira se houver um padrão de crescimento vertical. Nos problemas de sobremordida pseudo-profunda com um padrão de crescimento horizontal, as possibilidades de correção com aparelhos funcionais são limitadas.

Em casos combinados com uma sobremordida profunda verdadeira e um padrão de crescimento horizontal, ou uma sobremordida pseudo-profunda com um padrão de crescimento vertical, pode esperar-se algum sucesso limitado.

Geralmente, em problemas de classe funcional II com deslocamento posterior e em problemas funcionais de sobremordida profunda com um grande espaço interoclusal, os aparelhos funcionais têm um bom prognóstico para uma terapia bem-sucedida. O princípio básico para este tratamento é a eliminação de factores ambientais perturbadores e a promoção de um crescimento ótimo. Nas más oclusões de classe II verdadeiras não funcionais e nos problemas de pseudo sobremordida profunda, a terapia é mais difícil, independentemente do aparelho utilizado, devido ao envolvimento de vários sistemas.[28]

O ativador

O Activator foi originalmente utilizado por Viggo Andresen[28] em 1908. O Activator consiste numa tala acrílica de grandes dimensões com um grande rebordo lingual para manter a mandíbula para baixo e para a frente. O aparelho original era retido frouxamente por meio de um arco labial maxilar. A retenção frouxa foi intencional porque se pensava que o paciente estaria continuamente a funcionar ou a usar a atividade muscular para manter ativamente o aparelho em posição, acentuando os efeitos do tratamento.

Outro tipo de ativador resultou de modificações efectuadas por Egil Harvold da Dinamarca e Donald Woodside do Canadá, incluindo um aumento da abertura mandibular para melhorar a retenção e aumentar o alongamento dos tecidos moles. Além disso, as facetas posteriores foram substituídas por acrílico interoclusal para evitar a erupção dos dentes posteriores maxilares e para deixar espaço para os dentes posteriores mandibulares, bem como para cobrir com acrílico os bordos dos incisivos mandibulares.

Casos de sobremordida profunda com infra-oclusão de molares podem ser tratados com activadores desenhados e aparados para permitir a extrusão desses dentes. Os problemas nesta categoria são casos de sobremordida funcional verdadeira, com um grande espaço livre. A mordida de construção pode ser moderada ou alta, dependendo do tamanho do espaço livre.

Em casos de sobremordida profunda causada por supraoclusão dos incisivos, o espaço interoclusal é geralmente pequeno. Nestes casos, o ativador não deve ser construído com uma mordida de construção alta. A intrusão dos incisivos só é possível de forma limitada quando se utiliza um ativador. Qualquer correção é conseguida carregando os bordos incisais com cobertura acrílica. A depressão é relativa, em vez de absoluta, uma vez que os outros dentes são livres de erupcionar e de cumprir o padrão de crescimento pré-determinado. Nestes casos, um resultado bem sucedido requer um incremento significativo de crescimento na direção vertical.

A má oclusão esquelética por sobremordida profunda tem normalmente um padrão de crescimento horizontal, que pode ser compensado por uma inclinação para a frente da base do maxilar. Uma ligeira inclinação para a frente é conseguida carregando os incisivos, tal como acontece com a supra-erupção dos incisivos. A tampa acrílica engata estes dentes, libertando os molares para a erupção. Com esta abordagem terapêutica, a mordida de construção deve ser suficientemente alta para exceder a dimensão vertical de repouso postural do doente. Isto permite obter uma resposta de reflexo de estiramento e as propriedades viscoelásticas dos músculos e tecidos moles à medida que são esticados. A abertura é de 5-6 mm para além do espaço livre, e a construção é semelhante à prescrita por Harvold e Woodside. A compensação dentoalveolar é simultaneamente possível através da extrusão dos molares inferiores e da condução distal dos molares superiores através de um recorte correto.

Corte do ativador em casos de mordida profunda [28, 29]

O corte seletivo do ativador pode ser feito para intruir ou extrudir os dentes.

Nos casos de mordida profunda, a área do incisivo é aparada para intrusão e o molar é aparado para extrusão.

A intrusão do incisivo pode ser conseguida carregando o bordo incisal dos dentes (fig. 7.10). Se for indicada a utilização simultânea de um arco labial ativo, o contacto entre o fio do arco e o incisivo é entre a área de maior concavidade ou no terço incisal.

A extrusão de molares pode ser facilitada carregando a superfície lingual desses dentes acima da área de maior concavidade na maxila ou abaixo da sua área na mandíbula (7.11). A extrusão de molares e pré-molares é indicada em problemas de mordida profunda. O momento da ativação para extrusão de molares pode ser realizado ao mesmo tempo para todos os molares.

A extrusão simultânea dos dentes do segmento vestibular no maxilar superior e inferior não permite um controlo adequado. Os dentes podem erupcionar em excesso e mover-se mesialmente. A redução subsequente da mordida profunda pode ser mais rápida, mas menos desejável do ponto de vista sagital. Deve ser utilizada uma orientação de erupção diferencial controlada para obter a melhor relação interdentária e de plano oclusal, de acordo com o conceito de Balter e Clark.

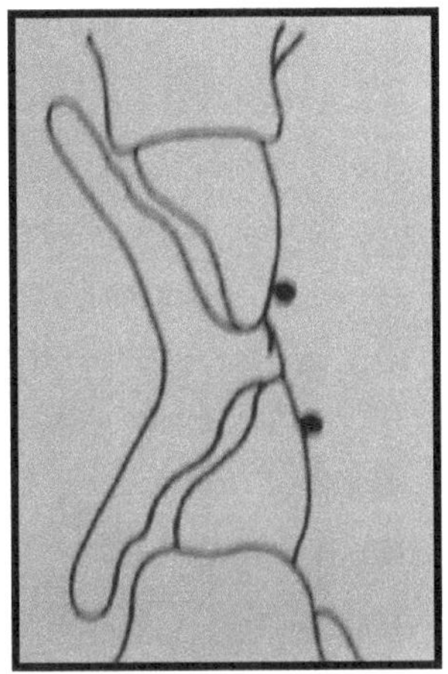

Fig. 7.10. Trimming of activator for incisor intrusion

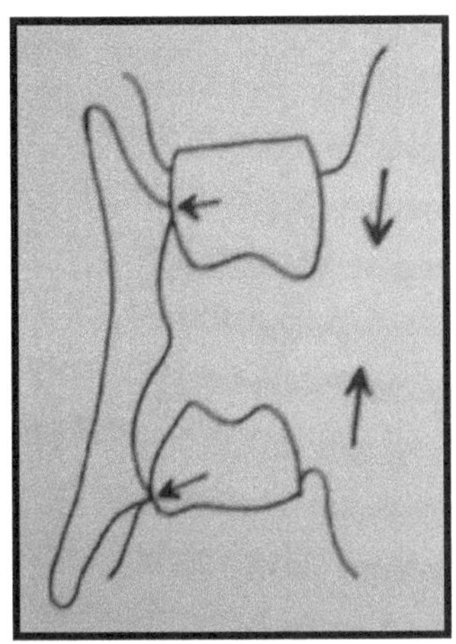

Fig. 7.11. Trimming of activator for molar extrusion

Bionizador

O **Bionator** foi desenvolvido na Alemanha por **Wilhelm Balters**[7] no início dos anos 50 para aumentar o conforto do paciente e facilitar o uso durante o dia, para aumentar a utilização funcional do aparelho. Balters conseguiu isto reduzindo drasticamente o volume de acrílico do ativador. Existe um rebordo lingual mandibular muito mais pequeno, acrílico interoclusal mínimo, fio transpalatino em vez de acrílico palatino, e um arco labial modificado com extensões vestibulares que minimizam a pressão da bochecha sobre os dentes

O Bionator pode incorporar acrílico interoclusal posterior para guiar seletivamente a erupção dos dentes.Fig:7.12

Segundo Balters, **o** equilíbrio entre a língua e os músculos circum-orais é responsável pela forma das arcadas dentárias e pela intercuspidação. O espaço funcional para a língua é essencial para o desenvolvimento normal do sistema orofacial. . De acordo com Balters, a língua é o fator mais importante como centro de atividade reflexa na cavidade oral. O objetivo do Bionator era estabelecer uma boa coordenação funcional e eliminar estas aberrações deformantes e restritivas do crescimento

Os casos de sobremordida profunda também podem ser tratados com sucesso com o tipo padrão de Bionator, após o desbaste do acrílico de forma a permitir a erupção desinibida dos dentes do segmento vestibular. Isto significa um corte passo a passo na área dos molares e pré-molares. No entanto, o tratamento só será bem sucedido se a mordida profunda for causada pela infra-oclusão dos molares e pré-molares, que se deve principalmente à postura ou impulso lateral da língua. Não funcionará se a sobremordida se dever à supra-oclusão dos incisivos.

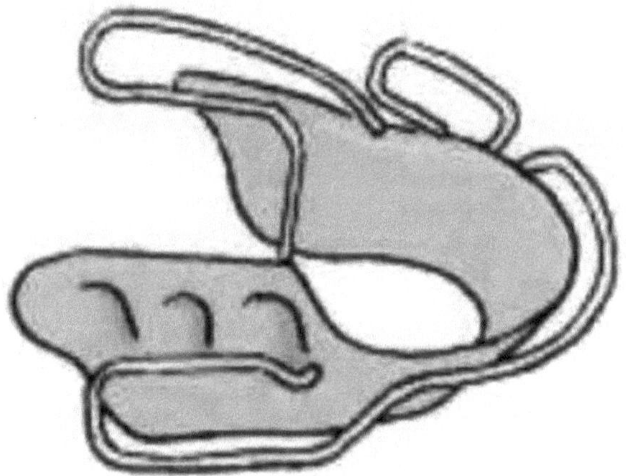

fig: 7.12 Bionator

Regulador funcional

O regulador funcional é um aparelho funcional removível de origem tecidual desenvolvido por **Rolf Frankel**[28] . da Alemanha. Este aparelho foi criado numa tentativa de minimizar o movimento dentário indesejado e recontornar o tecido mole facial adjacente aos dentes, bem como posicionar a mandíbula para baixo e para a frente. Uma flange acrílica lingual mandibular posiciona a mandíbula para a frente, enquanto os protetores labiais labiais acrílicos mandibulares e os grandes protetores vestibulares acrílicos mantêm a pressão dos lábios e bochechas longe dos dentes e fornecem suporte de tecido mole para o aparelho. Estes componentes acrílicos são mantidos juntos com uma estrutura de arame que inclui um arco labial e um arame transpalatino. Embora o aparelho seja largamente suportado nas áreas vestibulares por meio dos componentes acrílicos, existe ainda algum contacto com a dentição, incluindo apoios de arame oclusais aos molares maxilares para minimizar a sua erupção, arame lingual aos incisivos mandibulares e o arco labial.

Para a correção da sobremordida profunda são utilizados os aparelhos FR Ia e FR Ib Fig. 7.13. O aumento do espaço extra-oral vertical é possível porque a mordida de construção é feita de modo que a mordida seja aberta nos segmentos posteriores, enquanto a mandíbula é mantida para frente. A erupção dos dentes posteriores ocorre de forma semelhante à observada com placas de mordida anteriores, exceto que o tecido mole bucal entra no espaço interoclusal. Frankel considera que a perturbação no desenvolvimento vertical é mais frequentemente causada pelas bochechas do que pelo efeito da língua, que pode ser mais recetiva a condições morfológicas anormais do que o fator deformante primário. De acordo com a experiência de Frankel, uma verticalização espontânea dos dentes mandibulares e um nivelamento da curva de Spee são sempre observados com o uso de protetores bucais, desde que haja um espaço mesiodistal.

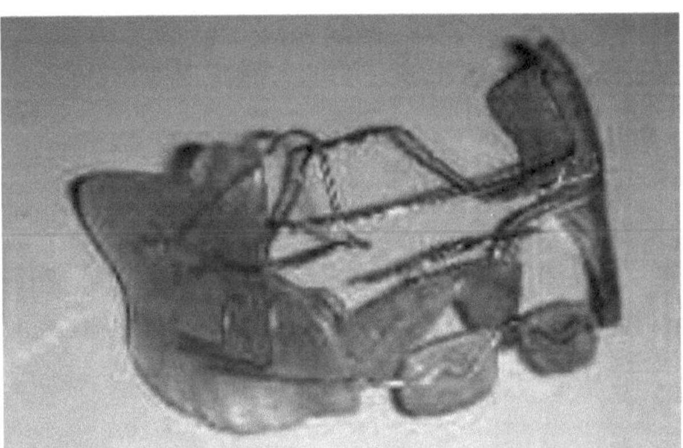

Fig:7.13 Regulador funcional I

Aparelho de bloco duplo

O aparelho twin block foi introduzido por um ortodontista escocês, William Clark,[30] , em 1977, como um ativador de duas peças ou dividido, usando aparelhos maxilares e mandibulares separados com porções acrílicas oclusais que servem como planos-guia inclinados e blocos de mordida para determinar a extensão da postura da mandíbula para baixo e para frente (fig. 7.14). Embora este aparelho ofereça uma maior amplitude de movimento mandibular e seja ajustado e modificado mais facilmente do que outros aparelhos funcionais, tem uma grande tendência para protrair os incisivos mandibulares. O aparelho twin block também pode ter componentes activos incorporados, tal como os outros aparelhos funcionais removíveis

A sobremordida profunda em bloco duplo é reduzida por sobrecorrecção vertical para uma relação de incisivos de bordo a bordo com uma folga interincisal de 2-3 mms nas mordidas protrusivas. A cobertura oclusal dos molares posteriores de 1 mm é equivalente a uma folga vertical de 3 a 4 mms na região do primeiro pré-molar.

No tratamento da mordida profunda, é importante encorajar o desenvolvimento vertical dos molares inferiores desde o início do tratamento, aparando o bloco de mordida superior oclusodistalmente para permitir a erupção dos molares inferiores (Fig. 7.15). O bloco de mordida superior é aparado progressivamente em cada consulta ao longo de vários meses, deixando apenas uma pequena folga vertical de 1 ou 2 mm sobre os molares inferiores para permitir a sua erupção em oclusão. A folga entre o aparelho superior e os molares inferiores é verificada através da inserção de uma sonda entre os dentes posteriores para verificar se os molares inferiores estão livres para erupcionar. Em cada visita subsequente para ajuste do aparelho, a oclusão é desobstruída através do corte sequencial do bloco superior ocluso-distalmente para permitir a erupção do molar inferior, verificando novamente se o espaço está correto. Esta sequência de ajuste não permite que a língua se espalhe lateralmente entre os dentes para impedir a erupção do molar inferior e resultar num desenvolvimento mais rápido da dimensão vertical. Os molares irromperão em oclusão normalmente dentro de 6-9 meses. Quando os molares tiverem irrompido na oclusão, está presente uma mordida aberta lateral na região dos pré-molares, porque o bloco de mordida inferior ainda está intacto. O ajuste final no fim da fase de bloco duplo tem como objetivo reduzir a mordida aberta lateral, aparando a superfície oclusal superior do bloco de mordida inferior sobre o pré-molar em 2 mm.

Para manter um plano inclinado adequado para suportar as relações da arcada corrigida, a parte distal do bloco de mordida inferior é moldada numa cunha triangular em contacto com o bloco superior.

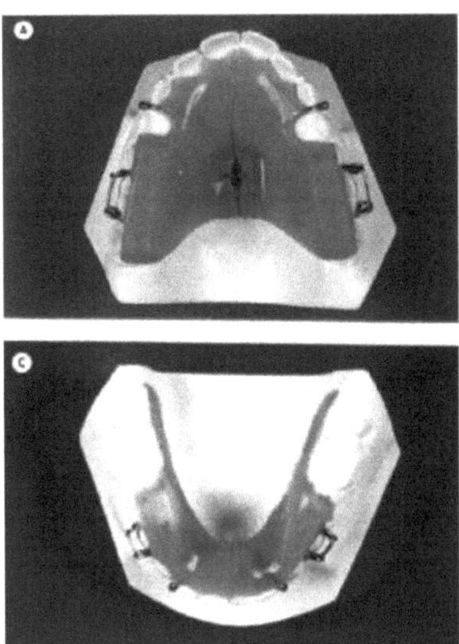

Fig.7.14 Bloco duplo

Aliviados do contacto oclusal, os pré-molares inferiores irrompem, levando o aparelho inferior até à oclusão. A altura de oclusão dos pré-molares superiores é mantida por grampos interdentários que impedem efetivamente a sua erupção.

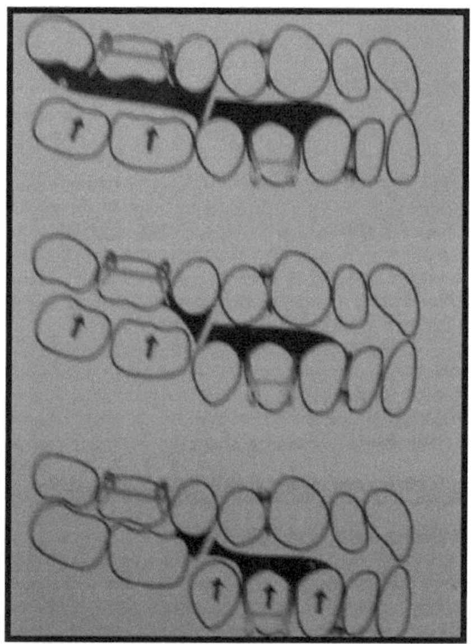

Fig.7.15. Corte do bloco duplo

Equipamento para a cabeça

A utilização de força extra-oral para corrigir más oclusões foi relatada pela primeira vez por **Cellier**[31] na França em **1802** e **Fox** em **1803**. Em **1947**, o **Dr. S.J. Kloehn**, de Wisconsin, relatou um aparelho extrabucal occipital que se prendia ao arco com um batente na frente da banda do primeiro molar. Mais tarde, ele modificou o aparelho e criou um arco facial agora popular.

Os principais componentes do aparelho ortodôntico extra-oral são

a. Um arco de faces ou um par de ganchos "J

b. Os activadores da Força

c. Os distribuidores de forças de ancoragem.

De acordo com a origem ou direção da força ativa, os chapéus podem ser classificados em

- Puxão cervical

- Puxão reto

- Puxão alto

- Tração vertical

- Puxar para trás.

- Puxão cervical

Arnês de tração cervical

De todas estas direcções ou tracções, a tração cervical é indicada em casos de mordida profunda. O aparelho extrator de tração cervical é utilizado no tratamento de casos de face curta, protrusão maxilar de Classe II com ângulo plano mandibular baixo e mordida profunda. Nestes casos é desejável a extrusão dos dentes posteriores superiores.

O aparelho de tração cervical é composto por um arco facial, uma almofada de pescoço e o elemento de força (fig. 7.16). Quando todos estes componentes estão encaixados, induzem a força de ativação. O arco interno engata o tubo vestibular nos primeiros molares superiores. A força ativa é gerada pelos elásticos engatados desde o arco exterior até à almofada do pescoço ou pelo alongamento da banda de tração elástica enfiada através do pescoço e engatada nas extremidades do arco exterior.

Ele exerce um componente de força vertical para baixo, com o potencial de extrusão dos molares. Assim, com o aparelho extrator cervical, os molares são distalizados e extruídos e a sobremordida profunda é corrigida.

O arnês deve ser usado durante pelo menos 8 a 14 horas por dia para se obterem resultados positivos. Para alterações ortopédicas, as forças utilizadas são da ordem dos 250 a 500 g por lado, e para movimentos dentários são da ordem dos 100 a 200 g por lado

Gancho em "J" Arnês de cabeça de tração occipital[5]

O aparelho extrabucal de gancho "J" consiste em dois fios curvos separados de maior calibre com pequenos ganchos na extremidade (Fig. 7.17) que são fixados diretamente à parte anterior do fio da arcada maxilar. Este tipo de aparelho extrabucal é mais frequentemente utilizado para retração de caninos ou incisivos do que para procedimentos ortopédicos. O aparelho extrabucal com gancho em J só pode ser utilizado com aparelhos fixos maxilares com um fio de arco contínuo.

É preferível que todos os dentes maxilares sejam incorporados no aparelho fixo, mas um requisito mínimo é a inclusão dos primeiros molares e incisivos superiores. O ponto de fixação intra-oral é diretamente no fio do arco maxilar, que normalmente está ligado a todos os dentes maxilares.

O puxão occipital com fixação intra-oral entre o canino e o incisivo lateral é utilizado para casos de mordida profunda. Com este ponto de fixação bem acima do plano oclusal, a força extra-oral é dirigida superiormente e posteriormente. Quando se utiliza este arnês de gancho em J com tração occipital, o vetor de força está mais à frente, pelo que tende a exercer uma força intrusiva nos incisivos superiores e pode exercer uma força extrusiva indireta nos molares superiores, em resultado da inclinação ascendente do plano oclusal anteriormente. Se o arnês for usado mais de 16 horas / dia com um nível de força inferior a 400gm, ocorrerá um menor efeito esquelético e um maior movimento dentário.

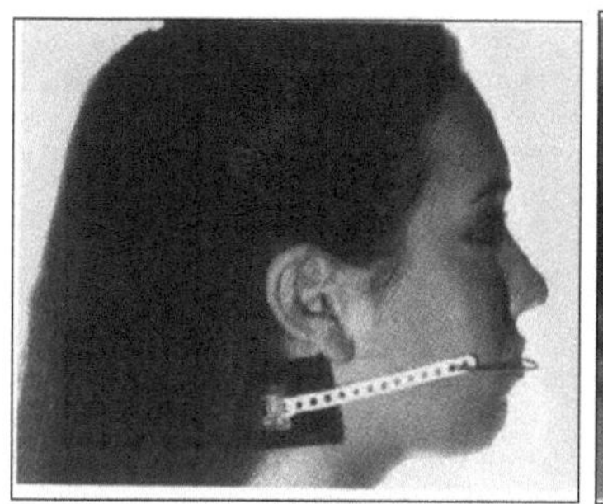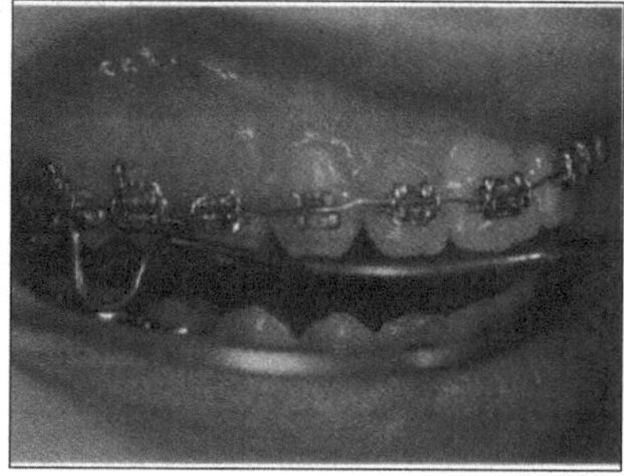

Fig. 7.16 Arnês de tração cervical

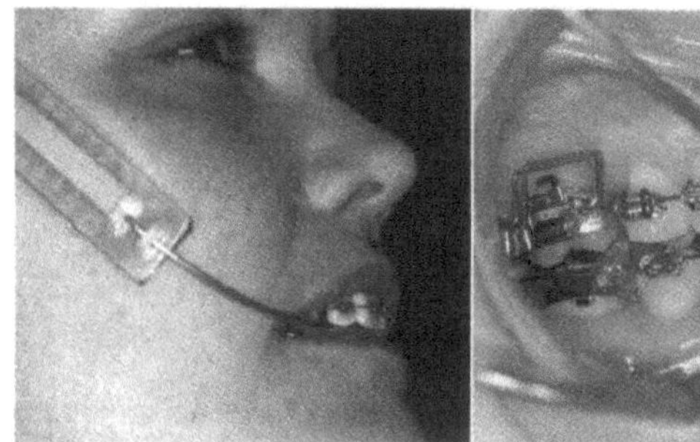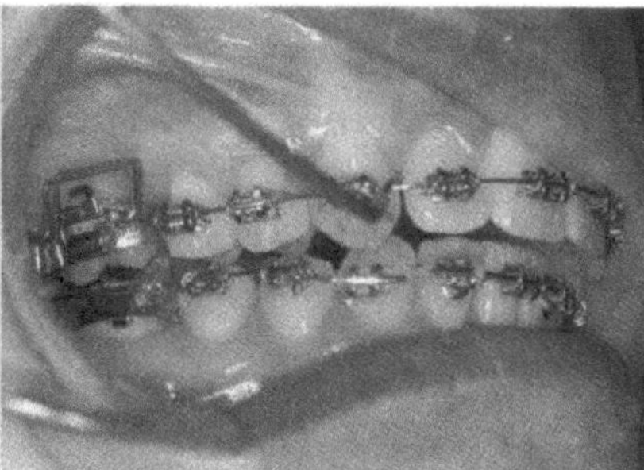

1Fig.7.17.Chapéu de tração occipital "gancho em J

Correção de mordidas profundas com um aparelho ortopédico ativador combinado

Em 1968, Stackli e Teuscher[13] começaram a combinar o tratamento com o ativador com um aparelho extrabucal cervical ligado aos molares superiores (Fig. 7.18). Em 1975, fixaram o arco facial diretamente ao ativador e aplicaram tração occipital para obter um melhor controlo vertical e rotacional durante o tratamento ortopédico da classe II.

É possível conter o desenvolvimento vertical dos incisivos e promover o desenvolvimento vertical do segmento vestibular inferior durante o tratamento com o aparelho extrabucal ativador.

Quando existe uma tendência hipodivergente com mordida profunda, a erupção dos molares inferiores pode ser induzida durante o tratamento com o aparelho extrabucal ativador, aliviando o acrílico nos segmentos posteriores. Numa tendência hiperdivergente com mordida profunda, todas as manipulações extrusivas nos segmentos vestibulares devem ser evitadas e é desejável alcançar a coordenação vertical exclusivamente por intrusão dos incisivos. Nestes casos, são utilizados aparelhos fixos com combinações de activadores e aparelhos extrabucais. As arcadas utilitárias são utilizadas para este fim e a extrusão recíproca dos segmentos vestibulares pode ser evitada com a combinação de um aparelho extrator e ativador de tração alta com a arcada transpalatina.

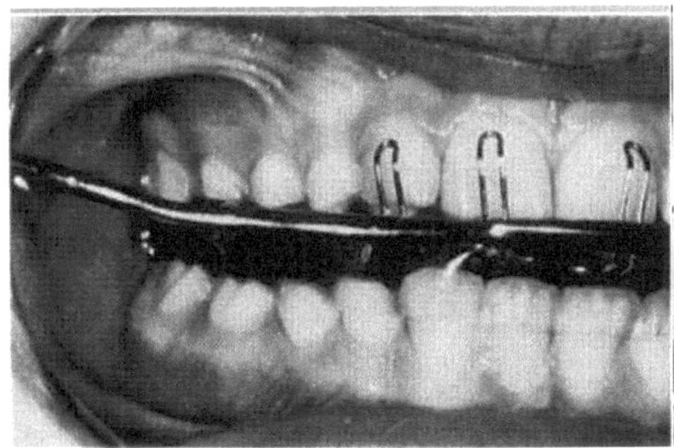

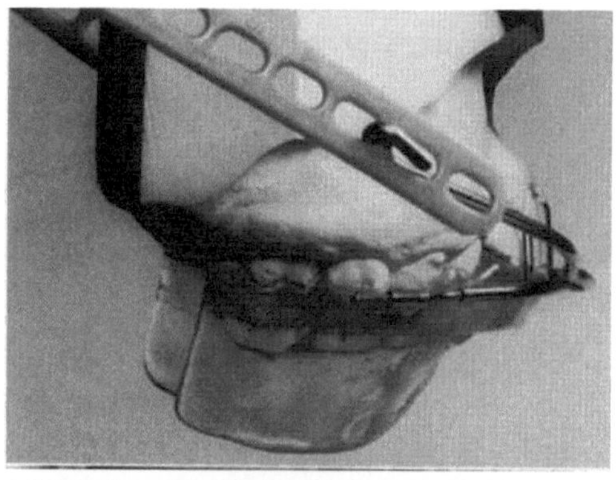

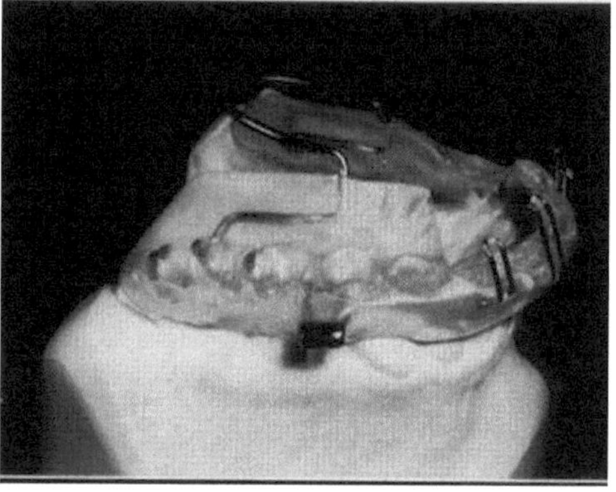

Fig 7.18Ativador combinado com aparelho extrabucal cervical

CAPÍTULO 10. CORRECÇÃO COM APARELHO FIXO

Fixed bite plane

Begg's technique

Edge-wise technique

Pre-adjusted edge-wise technique

Segmented arch technique

Utility arches

Bite opening & closing arch wire

Equiplan quad helix

Lingual arch

Mini-screw anchorage system

Magnets

Força intrusiva óptima para a intrusão anterior

Uma força óptima é aquela que produz uma taxa rápida de movimento dentário sem desconforto para o paciente ou danos nos tecidos. O intervalo de força ideal para a intrusão tem sido uma controvérsia de longa data. Muitos investigadores forneceram o intervalo de força do seu estudo, mas o intervalo varia muito.

A lâmina dura dos dentes adultos na região apical é frequentemente mais densa e o ligamento periodontal é um pouco mais estreito do que nos dentes de crianças. Um exame cuidadoso da radiografia é sempre importante durante a intrusão. A força de intrusão está concentrada numa pequena área no ápice. Por este motivo, são necessárias forças extremamente leves para produzir uma pressão adequada no ligamento periodontal durante a intrusão.

Dellinger[32] em 1967, demonstrou a intrusão histologicamente e cefalometricamente pela primeira vez em pré-molares de macaco, onde aplicou 50 gramas de força e encontrou muito pouca reabsorção com boa intrusão. Stenvik e Mjor, em 1970, investigaram o efeito da intrusão na polpa e na dentina de prémolares humanos, constatando que forças acima de 150 a 200 gramas causavam estase nos vasos pulpares. Reitan, em 1974, fez estudos sobre a intrusão de prémolares humanos e concluiu que forças na faixa de 80 a 90 gramas causavam alguma reabsorção radicular apical, enquanto qualquer força que não excedesse 30 gramas não resultava em nenhum dano.

Burstone, em 1977, sugeriu 50 gramas de força de intrusão para os incisivos centrais superiores, 100 gramas de força para os centrais e laterais e 200 gramas para os seis anteriores superiores. Defendeu o uso de 40 gramas para quatro incisivos inferiores e 60 gramas para a intrusão de todos os seis anteriores inferiores. Bench, Gugino e Hilgers, em 1978, defenderam a força intrusiva de 15 a 20 gramas por incisivo inferior ou 60 a 80 gramas para os quatro incisivos inferiores. Ricketts, em 1980, defendeu o uso de 125 a 160 gramas de força para a intrusão dos incisivos superiores e 60 a 75 gramas para os incisivos inferiores. Liu e Herschleb, em 1981, sugeriram o uso de 80100 gramas de força para a intrusão dos quatro incisivos. Nicolai, em 1985, defendeu que a força de intrusão deveria ser de 60 gramas/cm^2 de projeção ocluso-apical da área da superfície radicular. Proffit, em 1993, sugeriu 15 gramas de força necessária para a intrusão de incisivos. Siatkowski, em 1997, com base no trabalho de Dermaut, sugeriu 1015 gramas para o incisivo central superior, enquanto 5-10 gramas para o lateral superior e 15-25 gramas para os caninos superiores. Karanth e Shetty, em 2001, defenderam 60 gramas de força para quatro incisivos superiores e 100 gramas de força para seis anteriores; enquanto 40 gramas de força para quatro incisivos inferiores e 80 gramas para seis incisivos inferiores.

Assim, a força varia, em média, entre 15 - 20 gm para cada incisivo superior e 10 - 15 gm para cada incisivo inferior. No entanto, nos adultos, as forças devem ser aplicadas com cuidado e, de certa forma, numa gama mais baixa.

Planos de mordida fixos

Aparelho Nance modificado[33]

Uma versão modificada do aparelho de Nance ou botão acrílico palatino é aquela que incorpora uma placa de mordida (Fig.7.19). Esse aparelho tem um valor inestimável como acelerador do tratamento, pois permite a colocação imediata de braquetes nos dentes anteriores inferiores. Ele também pode manter a dimensão vertical em pacientes com perda precoce dos dentes decíduos. Em muitos casos de ATM, é melhor do que uma tala removível, porque liberta a oclusão vestibular das pré-maturidades, permitindo um percurso natural de excursão lateral.

O doente adapta-se a comer com o aparelho em poucos dias, embora tenha de ser aconselhado a cortar a comida em pedaços pequenos. Quando o aparelho está bem assente, não permite que os alimentos fiquem por baixo.

Uma forma de evitar o impacto da papila incisiva é encerar sobre a papila palatina durante a construção, minimizando assim a pressão nesta área sensível. Outra forma é criar um bypass.

Aplicações clínicas:

O tamanho dos botões anteriores pode ser variado para criar um plano inclinado que traga o côndilo para a frente numa relação harmoniosa. Uma vez alcançada uma relação cêntrica verdadeira, a oclusão pode ser facilmente ajustada conforme necessário. O aparelho pode ser utilizado para segurar um dente artificial durante o movimento inicial com fios leves. Quando um arco retangular é colocado, o dente pode então ser fixado diretamente ao arco.

Plano de mordida fixo com cimento de ionómero de vidro [34]

Os procedimentos de abertura da mordida são normalmente instituídos no início do tratamento, tanto para maximizar a cooperação do paciente como para permitir movimentos dentários ântero-posteriores que, de outra forma, poderiam ser impedidos pela mordida profunda. Os planos de mordida removíveis em acrílico são frequentemente utilizados, especialmente nos casos em que é necessária a erupção dos dentes posteriores inferiores.

Para que o tratamento seja bem sucedido, o plano de mordida deve ser usado quase a tempo inteiro. Infelizmente, um número significativo de pacientes não coopera totalmente, e os aparelhos são muitas vezes usados apenas a tempo parcial, perdidos ou partidos quando estão fora da boca. Os aparelhos removíveis mal ajustados podem também produzir trauma na mucosa; se a higiene oral for deficiente, pode resultar em infeção crónica por cândida de todo o palato.

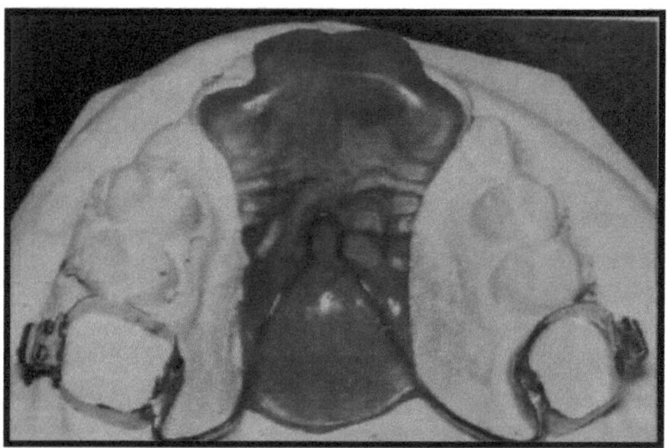

Fig. 7.19 Aparelho de Nance modificado com plano de mordida

Muitos destes problemas podem ser ultrapassados através da utilização de um plano de mordida fixo que adira aos dentes anteriores e posteriores e cubra a mucosa palatina apenas quando absolutamente necessário.

O cimento de ionómero de vidro é o material de eleição para planos de mordida fixos Fig. 7.20. Misturar o pó de cimento com água destilada até obter uma consistência suficientemente espessa para ser transportada com uma espátula. A mistura manual deve ser mantida em menos de 30 segundos para permitir um tempo de trabalho suficiente, embora este tempo possa ser prolongado misturando numa placa de vidro congelada.

Para construir um plano de mordida anterior, limpar e secar os dentes palatinos. Aplicar cimento suficiente para assegurar que a exclusão dos dentes posteriores ocorre quando as pontas incisais inferiores contactam com o plano de mordida.

Isto pode ser verificado fechando suavemente a mandíbula em relação cêntrica até ser visível uma indentação no plano de mordida imediatamente antes do molar entrar em contacto. A abertura da mordida permitirá então a erupção dos molares sem prejudicar a estética ou a fala.

Enquanto o cimento está a assentar, advertir o doente para não se aproximar o suficiente para morder através do plano de mordida endurecido. Aplicar generosamente a vaselina nas pontas incisais inferiores para evitar que se colem ou distorçam o plano de mordida. A aplicação de vaselina no dedo indicador do operador permitirá uma moldagem inicial e grosseira do plano de mordida maleável durante este período de presa. O excesso de cimento posterior é removido. Aguardar mais cinco ou seis minutos para que o cimento assente completamente.

Quando a abertura desejada tiver sido alcançada e o paciente estiver com um arco retangular pesado, o plano de mordida pode ser descartado.

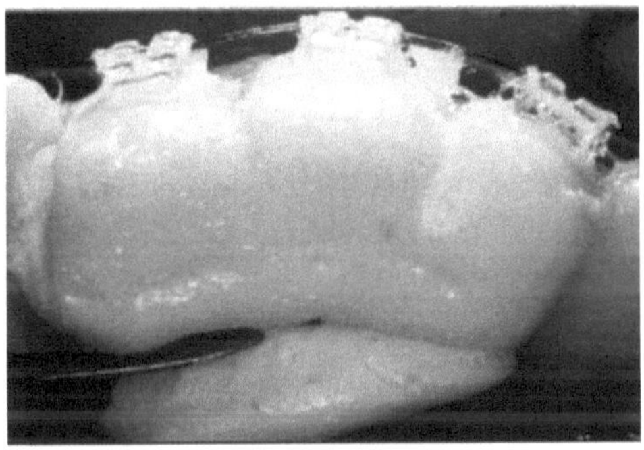

Fig.7.20. Cimento removido posteriormente à indentação formada pelo incisivo inferior

Planos de mordida colados com resina composta (técnica indireta)[35]

Os planos de mordedura colados podem ser utilizados nas classes I e II, divisão 1 e

divisão 2 casos para a correção de mordida profunda com overjet moderado.

Os planos de mordida colados realizam simultaneamente:

- Intrusão de incisivos e caninos maxilares.

- Intrusão de incisivos e caninos mandibulares.

- Extrusão dos molares superiores.

- Extrusão dos molares inferiores.

Fabrico

Preparar o contorno de cera para verter o compósito na superfície palatina dos anterios superiores no molde. Colocar um adesivo no interior da forma de cera. Fotopolimerizar o compósito. Separar os dentes individualmente e lixar o compósito nas áreas interproximais, particularmente onde a correção rotacional possa ser impedida (Fig. 7.21).

Certifique-se de que o compósito não se estende até à gengiva. Arredondar as superfícies do compósito para formar planos de mordida em contacto oclusal com os dentes anteriores opostos. Utilize planos de mordida nos caninos superiores apenas se estes estiverem em mordida profunda.

Construa uma moldeira de transferência indireta utilizando um material de moldagem de base de borracha de silicone de baixa viscosidade e de alta viscosidade. Colar todos os planos de mordida ao mesmo tempo com uma mistura fluida de material de ligação auto-polimerizável. Equilibrar os planos de mordida com papel de articulação e uma broca.

Na dentição mista:

Do ponto de vista da ortopedia funcional, a melhor altura para utilizar planos de mordida colados é no final da dentição mista. A mandíbula é então desbloqueada da oclusão, de modo que a sua mobilidade e capacidade de excursão aumentam muito, e o crescimento mandibular já não é inibido.

Na dentição permanente

Quando utilizados como auxiliares de aparelhos completos, os planos de mordida colados

oferecem quatro vantagens:

1. Os brackets mandibulares podem ser colocados na mesma consulta que os planos de mordida.

2. O movimento dos dentes posteriores não é impedido por interferências oclusais.

3. Os brackets mandibulares quase nunca são cortados.

4. Não são necessários arcos ou dobras especiais para corrigir a mordida profunda.

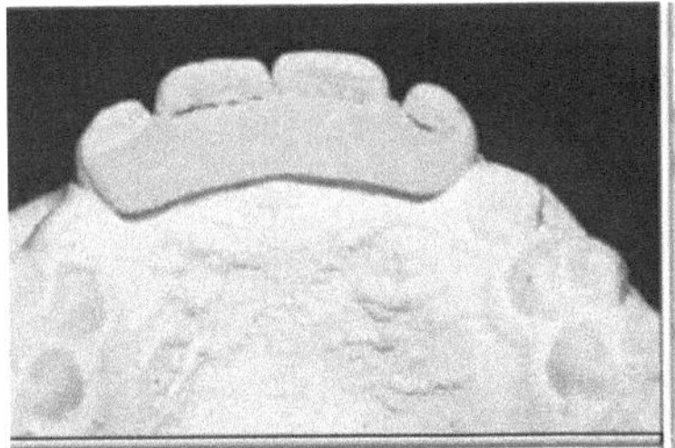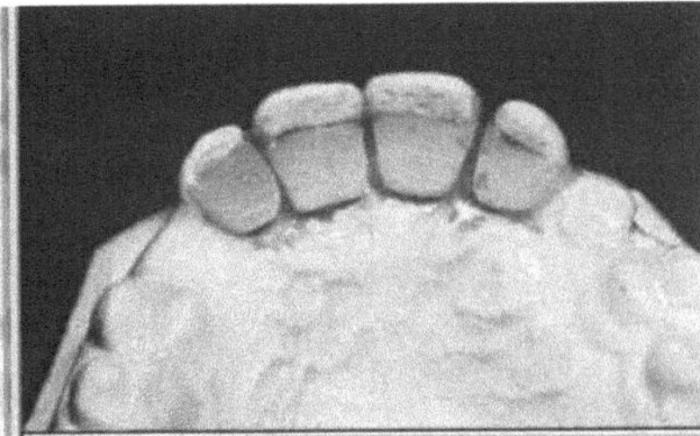

Fig.7.21. A. Bloco de compósito no modeloFig . 7.21.B. Plano de mordida após

aparar e moldar

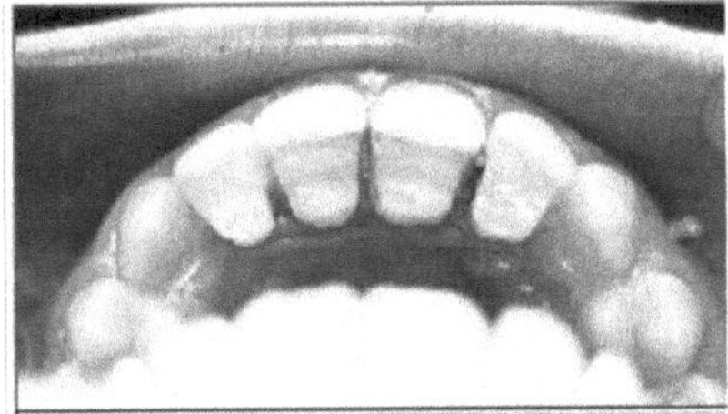

Fig7.21 C- Plano da mordida após a colagem

Gestão e ajustamentos dos doentes

Após a colagem dos planos de mordida, a fala pode ser ligeiramente afetada durante um dia e a mastigação durante uma semana, por vezes mais tempo nos adultos. O contacto molar será restabelecido após três a quatro meses nas crianças e quatro a seis meses nos adultos, mas os planos de mordida não devem ser removidos até ser estabelecida uma oclusão eficaz com relações normais dos incisivos.

A descolagem acidental do plano de mordida é rara porque o reflexo propriocetivo modera as forças oclusais e a pressão é direccionada contra as superfícies dentárias. Se necessário, o plano de mordida pode ser reconstruído na boca com compósito transbond.

Planos linguais em acrílico colado (técnica direta) [36]

As extensões acrílicas são coladas às superfícies linguais dos incisivos superiores, produzindo um efeito intrusivo ou de contenção do crescimento dos incisivos e permitindo a extrusão dos dentes posteriores. Também é chamado de degraus de mordida lingual ou turbos de mordida. (Fig.7.22)

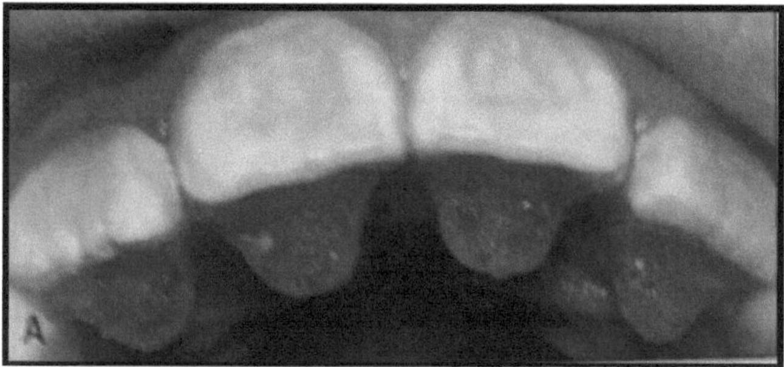

Fig.7.22 Planos de mordida lingual em acrílico colado

Fabrico

1. Secar as superfícies palatinas dos anteriores superiores.

2. Gravura com ácido fosfórico a 37%

3. Lavar e secar

4. Adicionar uma demão de resina acrílica autopolimerizável até obter a espessura adequada

5. Estender o plano de mordida suficientemente para trás para fazer contacto com os incisivos mandibulares.

6. Enquanto o acrílico ainda está a polimerizar, verificar a abertura da mordida pedindo ao paciente para ocluir com os incisivos mandibulares.

7. Após a polimerização, utilizar papel de articulação para verificar a mordida em oclusão cêntrica e em excursão lateral e para a frente. Terminar os planos de mordida adicionando mais acrílico, se necessário, ou polindo com uma broca. Depois de a mordida estar aberta, o plano de mordida pode ser removido.

Técnica fixa labial e lingual para uma abertura rápida da mordida[37]

Esta é uma técnica combinada (fig. 7.23). Incorpora a técnica ortodôntica lingual no lado lingual e a técnica ortodôntica labial no lado vestibular. Os brackets ortodônticos linguais consistem num plano de mordida. O resultado é um plano de mordida fixo, relativamente desobstrutivo, que elimina a necessidade de cooperação. A abertura da mordida é acelerada pela colagem simultânea da arcada superior e inferior, e os brackets linguais podem ser removidos logo após a abertura da mordida.

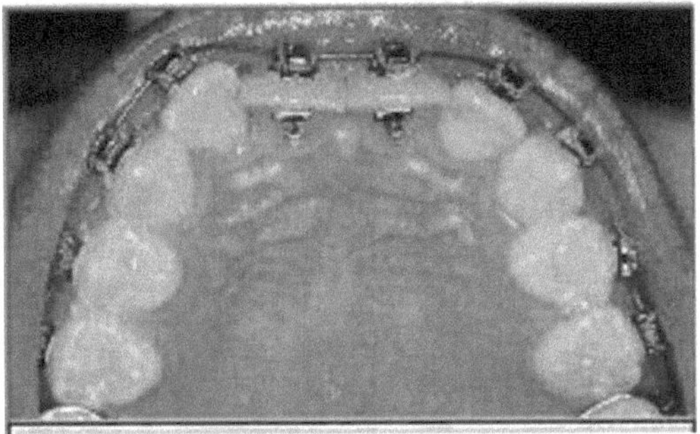

Fig.7.23. braquetes linguais colocados nos incisivos centrais superiores para facilitar a abertura rápida da mordida

Procedimento

1. Colar as arcadas superior e inferior simultaneamente com o sistema de aparelhos de arcada labial preferido.

2. Colar brackets linguais nos incisivos centrais superiores. Os brackets linguais com uma placa de mordida incorporada são os melhores, mas os brackets Begg ou edgewise standard são aceitáveis.

Certifique-se de que a colocação do braquete lingual permite o contacto máximo com os bordos incisais dos incisivos inferiores. Se ocorrer distoclusão dos incisivos inferiores atrás dos braquetes, pode causar deslocamento posterior dos côndilos. Portanto, os braquetes linguais devem ser removidos se o paciente começar a morder por lingual, e esta técnica só deve ser usada em casos como Classe I ou Classe II divisão 2, com mordida profunda e overjet mínimo.

3. Equilibrar os brackets linguais para eliminar as prematuridades, com o sistema Begg; os pinos podem ser colocados num ou em ambos os brackets para aumentar o efeito da placa de mordida ou para equilibrar.

4. Depois de uma abertura suficiente da mordida, os brackets linguais podem ser descolados.

Elevador de mordida temporário[38]

O aparelho provisório para aumentar a mordida, fornecido por Guray[38] , é feito de fio de aço inoxidável de 0,040". O primeiro molar superior é ligado com uma banda. Um tubo duplo molar é soldado no lado vestibular da banda molar. Um botão lingual é soldado no lado lingual da banda. Um tubo pode ser utilizado para o fio da arcada do aparelho fixo vestibular. O outro tubo é utilizado para preparar um aparelho de mordida. Uma extremidade do fio de aço inoxidável de 0,040" é inserida 3-4 mm no tubo a partir do lado mesial e a outra extremidade do fio é inserida a partir do lado distal. A secção do fio entre as duas extremidades é adaptada à morfologia oclusal do dente. Uma dobra na porção lingual do fio é ligada a um botão lingual soldado no dente maxilar. O fio de ligadura pode ser cortado para permitir a verificação da oclusão sem remover todo o auxiliar. As extremidades do aparelho auxiliar de mordida articulam-se no tubo molar (Fig. 7.24)

O dispositivo temporário de elevação da mordida pode ser construído ao lado da cadeira e é fácil de colocar e ajustar. Não depende da cooperação do paciente e não interfere com a higiene oral.

No entanto, recentemente, a Richard Ceen[39] introduziu uma versão pré-fabricada de um elevador de mordida temporário.

Foi concebido para ser inserido no tubo do arnês e depois articulado sobre a superfície oclusal do primeiro molar superior.

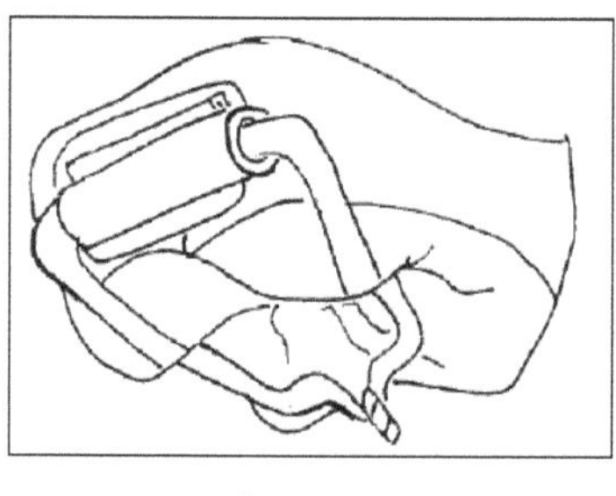

A.

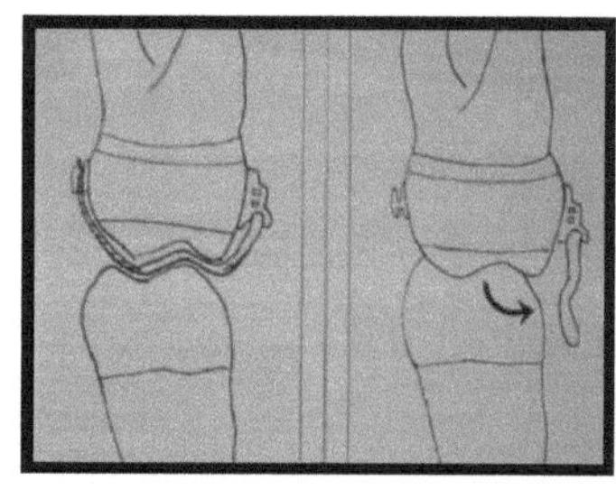

B

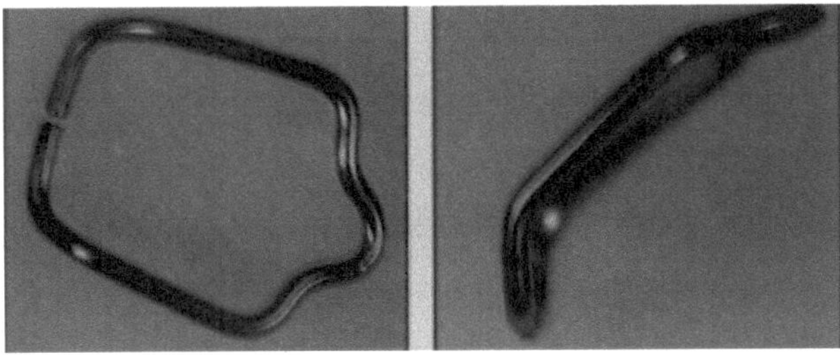

Fig 7.24 . A. Vista oclusal adoptada para a morfologia maxilar B. Vista proximal com ligadura do mordedor e mordedor não ligado C .

Mordedor temporário

É atado com um fio de ligadura de aço inoxidável a uma fixação lingual na banda molar (Fig.7.25).

Os elevadores de mordida pré-formados são fabricados em dois tamanhos, 0,8 mm e 1 mm, que podem acomodar a maioria dos requisitos de abertura de mordida. Embora Guray tenha inicialmente recomendado a colocação do dispositivo unilateralmente, Richard descobriu que a colocação bilateral equilibra a oclusão posterior de forma mais eficiente e confortável para o paciente.

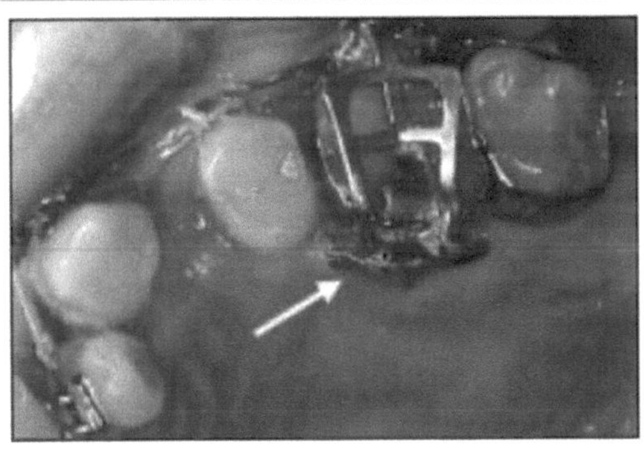

Fig.7.25 Elevador de mordida temporário da Ceen

Vantagens

> Pode ser colocado ou removido fácil e rapidamente, sem desconforto para o paciente ou necessidade de instrumentos especiais.

> A relação de mordida do paciente pode ser avaliada sempre que necessário, removendo a ligadura e articulando o dispositivo fora da oclusão.

> Não são necessários procedimentos laboratoriais.

> A aceitação dos pacientes tem sido comparável à de outros aparelhos de abertura de mordida.

> O aparelho de aço inoxidável é ajustável e foi concebido para ser utilizado com tubos de arnês colocados quer oclusal quer gengivalmente.

Desvantagens

> Não pode permitir a colocação simultânea de arneses ou de fios auxiliares.

> Também não deve ser utilizado nos casos em que são necessários planos de mordida anteriores

Técnica de Begg[40, 41]

Salvo indicação em contrário, a preferência durante a abertura da mordida é para a intrusão do incisivo e para evitar a extrusão do molar, devido às seguintes razões:

> A intrusão dos incisivos reduz ou previne o sorriso gengival.

> Os ápices intruídos são colocados na zona mais espessa do osso esponjoso palatino e sinfisário. Isto facilita o movimento radicular necessário mais tarde, especialmente os movimentos de torção da raiz.

> O tratamento de pacientes adultos deve ter como objetivo a extrusão mínima dos molares: porque a abertura da mordida por extrusão dos molares não só é instável nestes casos, como também provoca um aumento do ângulo do plano mandibular, piorando assim o perfil da Classe II.

A intrusão dos incisivos superiores e inferiores ou apenas dos superiores será determinada pela exigência estética do caso ou, por outras palavras, pela exposição dos incisivos em repouso e durante a fala e o sorriso.

Na primeira fase da técnica de Begg, as sobremordidas profundas são eliminadas e sobrecorrigidas.

Mecânica da intrusão

Arame de arco

Os dentes não se movem por si próprios, mas movem-se em resposta às forças que lhes são impostas pela componente ativa dos aparelhos fixos, ou seja, os arcos.

Sims mediu as forças geradas pela variação da dimensão do fio, do grau de curvatura da ancoragem e da sua localização. É evidente que o tamanho do fio de 0,016" não é adequado para produzir magnitudes de força mais elevadas, porque as curvas de ancoragem terão de ser muito acentuadas (80^0 ou mais). Isto resultará numa perda de controlo molar.

De acordo com Kesling, os arcos de 0,016" são melhores para abrir a mordida. Arcos pesados inclinam as coroas dos primeiros molares permanentes superiores e inferiores para distal e as cristas marginais mesiais desses molares elevam-se acima dos planos oclusais das arcadas dentárias. Também não há praticamente nenhuma depressão dos seis dentes anteriores superiores e dos seis inferiores nas suas cavidades. A mordida é aberta pela elevação das cristas marginais mesiais dos molares de ancoragem, e apenas em pequena medida pela depressão dos dentes anteriores nas suas cavidades. Estas cristas marginais mesiais elevadas dos molares afundam-se novamente no plano geral de oclusão após o tratamento ativo, e a sobremordida profunda original dos dentes anteriores superiores e inferiores volta a ocorrer em grande parte.

A Mollenhauer sugere a utilização de um fio premium plus de 0,018" para a intrusão anterior superior. Este fio pode gerar 75gm de força com uma curvatura de âncora de aproximadamente 50 graus. No entanto, o fio de arco de 0,18" que produz uma força intrusiva de magnitude tão elevada pode também inclinar severamente os molares de ancoragem para distal, especialmente se não existirem dentes presentes na distal dos molares de ancoragem. Portanto, deve ser usado com muita cautela, e este grau de dobras de abertura de mordida deve ser mantido apenas durante o tempo mínimo necessário. Existem várias formas de reduzir a inclinação distal dos molares.

> Os tubos molares podem ser utilizados tanto no primeiro como no segundo molar para obter uma ancoragem vertical a partir de dois molares de cada lado.

> Curva de abertura da mordida em vez de curvas de abertura da mordida num fio de 0,018".

Dobras de abertura da mordida

Os objectivos da dobra de ancoragem são dar aos molares de ancoragem o poder de resistir à tração para a frente dos elásticos da Classe II e também aos elásticos de fecho de espaço e ativar os arcos de modo a que estes pressionem os dentes anteriores superiores e inferiores nas suas cavidades de modo a abrir mordidas profundas anteriores.

Muitos autores propuseram diferentes locais para as dobras de abertura de mordida nos fios da arcada.

Curva de ancoragem ou curvas de abertura de mordida convencionais

Anteriormente, estas curvas eram designadas por curvas de ponta para trás. **O Dr. Kesling** nomeou-as apropriadamente como dobras de ancoragem. Estas curvas colocadas 3 mm mesialmente ao tubo molar, tendem a causar mais intrusão dos caninos superiores e progressivamente menos intrusão dos incisivos laterais e centrais devido à curvatura do fio do arco na área do canino.

A quantidade de dobra no fio da arcada superior de 0,016" é de 30-50⁰ e um pouco menos no fio da arcada inferior. Os fios 0.018" mais pesados requerem um grau de curvatura correspondentemente menor (Fig.7.26).

A direção da âncora, ou curva de abertura da mordida, deve ser verificada quando o arco é encaixado nos braquetes anteriores. Se houver forças aplicadas na porção anterior do arco, devido ao mau posicionamento dos dentes, os segmentos vestibulares do arco frequentemente se torcem por causa do efeito de torção sobre eles. Essa torção das extremidades distais do arco faz com que a direção das dobras de ancoragem mude de vertical para vestibular ou lingual.

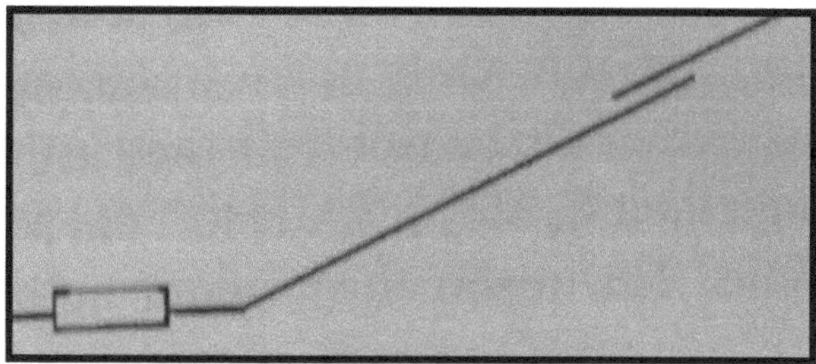

Fig.7.26 Curva de ancoragem

a direção da curva de ancoragem é observada. Se não for oclusal, o fio de arco deve ser removido. Deve ser colocado um dedo do pé para dentro ou para fora nas curvas de ancoragem até que as curvas assumam uma direção vertical quando o fio de arco é colocado.

Curvatura da empena

Curvas de Gable colocadas distalmente aos caninos, normalmente feitas no arco do terceiro estágio para manter a abertura da mordida alcançada nos estágios anteriores. Tende a causar uma extrusão relativa dos caninos, enquanto há progressivamente mais intrusão dos incisivos laterais e centrais. O efeito é mais intrusivo nos incisivos centrais e laterais (Fig.7.27).

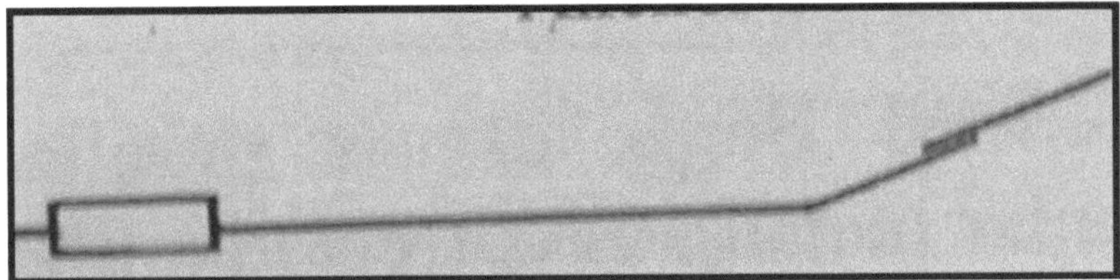

Fig.7.27 Curva de empena

Alteração de Hocevar

Na modificação de Hocevar, uma dobra em cada lado dos caninos é dada. Com esta modificação, os incisivos centrais são sujeitos a intrusão enquanto o canino e os incisivos laterais são extrudidos (o canino mais do que o incisivo lateral) em relação aos incisivos centrais (Fig. 7.28).

Modificação de Kameda

Utilizando uma âncora simultânea e curvas de empena, os caninos e os pré-molares, se envolvidos, são extrudidos, enquanto os laterais e os centrais sofrem um efeito mais intrusivo. Assim, a abertura da mordida ocorre por extrusão dos posteriores e intrusão dos anteriores (Fig.7.29).

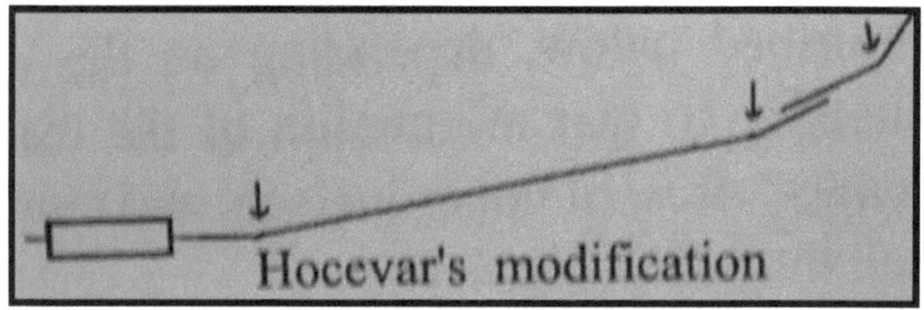

Fig. 7.28 Modificação de Hocevar

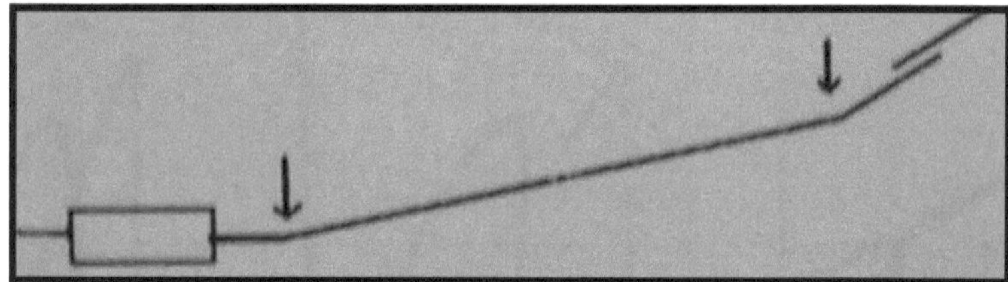

Fig.7.29 Modificação de Kameda

Modificação do Dr. Jayade

Uma ligeira curva gengival é incorporada na secção anterior, começando da mesial de um círculo cúspide para o ponto correspondente no outro lado. Isto deve elevar o fio no ponto médio em cerca de 3mm sobre os braquetes.

Aumenta ainda mais a ação intrusiva da curva gengival, incorporando uma curva vertical em degrau com 4-5 mm de altura e colocada 2 a 3 mm mesialmente ao tubo molar em ambos os lados. A curva de ancoragem (tip-back) do grau necessário é colocada na extremidade superior do degrau. Isto resulta numa intrusão uniforme de todos os seis dentes anteriores superiores.

Magnitude da força intrusiva

Muitos autores sugeriram que o valor ideal da força intrusiva varia entre 15-30 gm por incisivo superior, e valores ligeiramente superiores para os caninos superiores.

Kesling em 1985 afirmou que as dobras de abertura de mordida superior e inferior geram força intrusiva de aproximadamente 1.5 oz e 1.2 oz de magnitude respetivamente nas linhas médias superior e inferior. O componente extrusivo dos elásticos leves de Classe II nos incisivos superiores é de aproximadamente 1 oz. Portanto, a força intrusiva líquida nos incisivos superiores é de aproximadamente 0.5 oz.

Essa força de 0,5 oz na linha média, ou seja, 14gm para três dentes, ou aproximadamente 5 gm por dente, está muito abaixo da força ideal sugerida por outros autores. Pode ser uma das razões para a falta de intrusão dos anterossuperiores no tratamento convencional de Begg, provavelmente a força é apenas suficiente para impedir a sua erupção normal e para manter a sua altura, mas insuficiente para os intruir. Thornton e Nikolai o consideraram que a força pode ser adequada para a intrusão, uma vez que não há torques envolvidos, e os dentes também têm liberdade lateral.

Os anterossuperiores com raízes de maior tamanho recebem menos força líquida, ou seja, aproximadamente 14 gm na linha média, do que os anterossuperiores inferiores, que recebem 1,2 oz ou 35 gm na linha média. Usando o raciocínio de Burstone de que os incisivos superiores deveriam receber aproximadamente o dobro da força necessária para a intrusão dos incisivos inferiores, Dr. Jayade sugeriu que para a intrusão ativa, os anteriors superiores deveriam receber aproximadamente 60 a 70 gm de força líquida na linha média depois de negar o componente extrusivo dos elásticos de classe II.

Elásticos de classe II

Os elásticos intermaxilares de classe II são aplicados no início do tratamento. Na primeira fase do tratamento, estes elásticos intermaxilares de classe II, pela sua força, inclinam para trás as coroas dos seis anterios superiores.

Hocevar sugeriu que 120gm de força intrusiva por arco em conjunto com 60gm de tração elástica de Classe II em ambos os lados para uma intrusão eficiente. O Dr. Jayade considera que este valor é um pouco mais alto. Uma força intrusiva líquida de 60gm pode ser obtida por uma combinação de 75gm de força intrusiva gerada pelo arco e modificações apropriadas dos elásticos de Classe II como segue: -

a. Usando força elástica leve por períodos mais longos (de 2 a 5 dias). Os elásticos, se não forem mudados durante 5 dias, exercem uma força de Classe II muito ligeira, na maior parte do tempo, uma vez que a força elástica diminui rapidamente no ambiente oral. Esses valores baixos de força não afetam negativamente a retração concomitante, porque forças tão leves quanto 5gm são conhecidas por serem capazes de alcançar movimentos de inclinação na técnica de Begg.

b. Sims sugeriu a utilização de elásticos ultra-leves de 3/8" em vez dos elásticos leves de 5/16" utilizados habitualmente. Ele sugeriu continuar com os mesmos elásticos por 4-5 dias, até que eles se rompam. A discussão, no entanto, aponta para a necessidade de utilizar forças intrusivas mais elevadas em combinação com uma força elástica muito leve de Classe II para a intrusão ativa do incisivo superior.

Direção da força resultante

Como apontado por Hocevar, os dentes respondem apenas à resultante das forças, e não aos componentes individuais do sistema de forças. Os dentes anteriores responderiam a uma resultante da força intrusiva gerada pelo fio e a força retractiva gerada pelo elástico. A força resultante deve, idealmente, passar pelo centro de resistência dos incisivos superiores ou, pelo menos, deve estar muito próxima e dirigida o mais paralelamente possível ao longo eixo dos dentes.

A direção e a magnitude da força resultante dependem da interação entre a magnitude da força intrusiva e a magnitude e direção da força elástica.

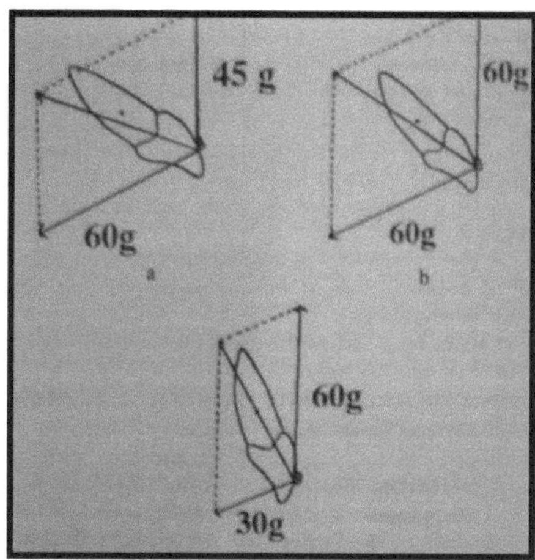

Fig. 7.30 Direção e magnitude da força resultante

Através de uma manipulação cuidadosa destas duas forças, a magnitude e a direção da força resultante (Fig. 7.30) podem ser ajustadas de modo a obter uma ação predominantemente intrusiva, uma ação predominantemente retrusiva ou uma combinação das duas. Em casos extremos de proclinação ou retroinclinação, a força resultante é feita passar por palatino ou labial, respetivamente, em relação ao centro de resistência, para corrigir a inclinação antes de tentar a intrusão (Fig. 7.31). No tratamento da proclinação severa, a força intrusiva é mantida baixa enquanto a força retrusiva é média. Essa combinação dá uma força resultante que passa por palatino para os incisivos, corrigindo assim o seu excesso de proclinação. Nos casos de dentes retroinclinados, utiliza-se apenas uma força intrusiva, omitindo-se os elásticos de Classe II. Essa força atua labialmente ao centro de resistência e corrige a retroinclinação.

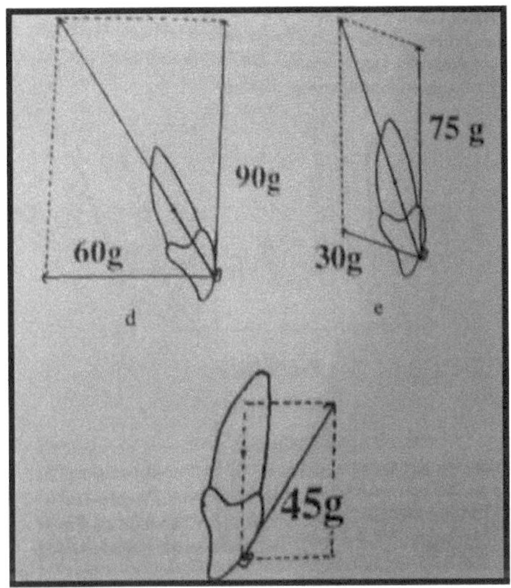

Fig.7.31 Força resultante para anteras proclinadas e retroclinadas

Após a correção da inclinação, é utilizada uma estratégia variada que ajuda a manter a força resultante perto do centro de resistência. Isso é feito inicialmente aumentando a força intrusiva através do aumento da dobra de ancoragem no fio 0.016" por uma ou duas visitas, seguido pelo uso do fio 0.018". A força dos elásticos de Classe II é reduzida depois disso, e mais tarde a direção dos elásticos é mudada para Classe I e subseqüentemente para uma direção oblíqua do T.P.A. ou do braço de força. Isso ajuda a manter a força resultante perto do centro de resistência e a direção paralela ao longo eixo dos dentes, assim a intrusão predominante é alcançada.

Técnica padrão de bordadura[42]

Uma classificação dos movimentos dentários, atribuída a Angle, está associada ao aparelho edgewise. Embora não seja totalmente satisfatória, é importante conhecer essa terminologia, pois ela é utilizada constantemente na descrição de certos procedimentos. Esta classificação parece basear-se mais no tipo de movimento do que na direção. Os movimentos dos dentes são divididos em primeira, segunda e terceira ordens de movimentos. As dobras no arco que podem ser necessárias para produzir esses movimentos são chamadas, respetivamente, de dobras de primeira, segunda e terceira ordem.

A segunda ordem de movimento dentário está associada a uma inclinação em massa dos dentes na direção anteroposterior, como é necessário na correção das más oclusões de Classe II ou Classe III. Os dentes vestibulares, incluindo os caninos, são inclinados mesialmente ou distalmente no arco, enquanto os incisivos são inclinados labiolingualmente. Este movimento também inclui a inclinação mesial ou distal de dentes individuais no fio da arcada.

A terceira ordem de movimento altera o eixo vestibular ou labiolingual dos dentes. Esse movimento é produzido por uma força de torque emitida quando um fio torcido, encaixado nos braquetes, tenta retornar ao seu estado passivo. As torções do fio que produzem o movimento são conhecidas como dobras de terceira ordem.

Todos os restantes movimentos são de primeira ordem, no que diz respeito ao dente individual, esta ordem inclui

- Qualquer movimento de um dente necessário para encaixar o fio da arcada,

- Movimento corporal individual ao longo do arco,

- Alçados

- Depressão

- Movimentos corporais bucais e linguais e

- Rotações.

Para além disso, inclui o movimento de massa através da expansão, estreitamento ou alteração da forma ou comprimento da arcada dentária. Normalmente, o fio utilizado é um retangular de 0,022" x 0,28" de dimensão.

Intrusão de dentes individuais

A intrusão de um dente consiste em pressioná-lo ou empurrá-lo gengivalmente para o seu alvéolo. Para a intrusão de um dente, o segmento de fio de arco é feito para ficar gengivalmente na ranhura do braquete. Quando forçado no lugar, exerce uma força de intrusão no dente. Fig. 7.32.

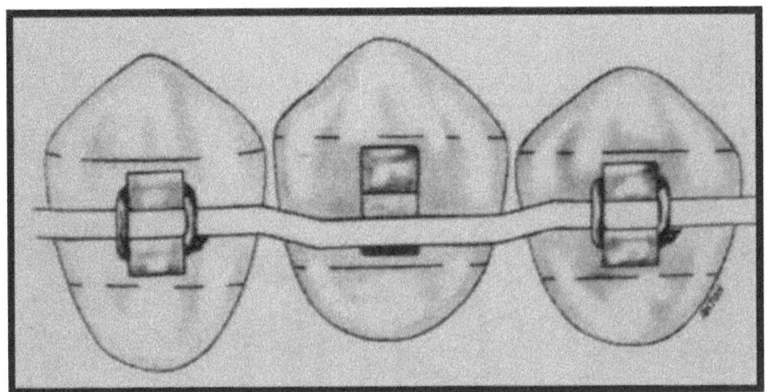

Fig7..32 Intrusão de dentes individuais

Técnica

1. Marcar o fio de arco interproximalmente em cada lado do dente a ser deprimido.

2. Remover o fio do arco e agarrá-lo de forma plana em ângulos rectos na marca mesial.

3. Dobrar o fio mesial ao alicate para baixo contra ele, e o distal, para cima, na mesma quantidade. Estas dobras devem ser de cerca de 10^0 a 15^0 .

4. Reposicionar o fio na marca distal, dobrar a parte mesial para cima e a parte distal para baixo na mesma medida.

Assim, é formado um segmento que fica paralelo e abaixo do plano do fio do arco. Em seguida, é amarrado no braquete.

Movimento dentário En-Mass:

A intrusão de dentes é mais difícil do que a extrusão, pois os dentes são fisiologicamente projetados para resistir à intrusão. No entanto, um dente não pode suportar as pressões constantes e constantes que podem ser exercidas com um aparelho. Comparativamente, menos dentes de uma arcada podem ser deprimidos simultaneamente do que podem ser elevados, pois é necessário um número muito maior de dentes como âncoras para forçar um dente a se deprimir. Mesmo assim, é preciso esperar que os dentes de ancoragem sejam elevados até certo ponto. Usando os dentes remanescentes da arcada como âncoras, é possível deprimir os incisivos ou bicúspides como uma unidade, mas será necessária a arcada inteira para deprimir um canino ou um molar. A reação de deprimir os dentes com o fio é muitas vezes dissipada pela oclusão, o que pode impedir a erupção dos dentes de ancoragem.

Para intruir um grupo de dentes sem alterar as suas inclinações, o procedimento de dobragem do fio é o mesmo que para intruir um único dente, exceto que as dobras são feitas em ambos os lados do grupo de dentes a serem intruídos. Esse tipo de dobra é comumente chamado de dobra em degrau. Assim, uma dobra em degrau que irá aumentar ou diminuir a relação do ponto de contacto é uma dobra que muda o nível do arco (Fig.7.33).

Os dentes anteriores supra-irrompidos também podem ser deprimidos por ligação a um fio de arco reto que fica gengivalmente aos seus brackets (Fig. 7.34).

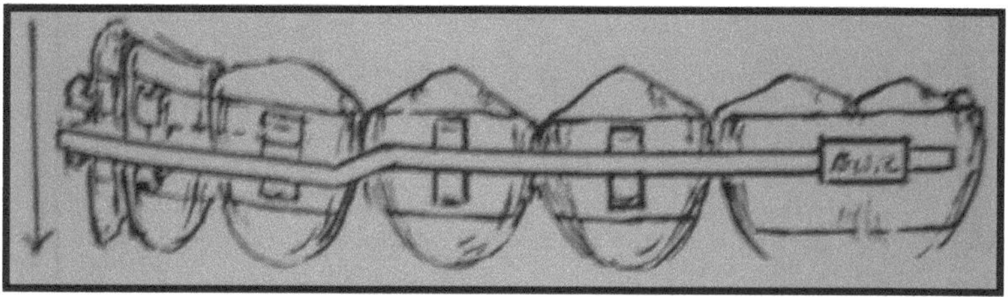
Fig.7.33. Intrusão de anteras

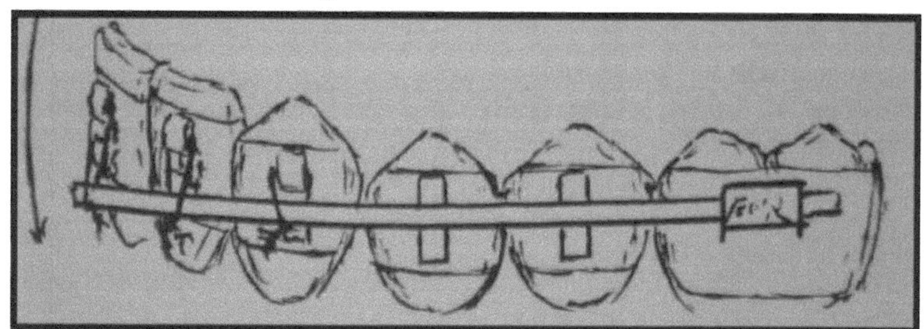
Fig.7.34. Intrusão com fio de arco reto ligado gengivalmente

Técnica de aresta pré-ajustada (aparelhos de arame reto)

O conceito de aparelho edgewise totalmente programado evoluiu a partir de uma série de pesquisas na década de 1960. L.F. Andrews introduziu o primeiro aparelho edgewise pré-ajustado para a profissão em 1970. O conceito de aparelho é baseado em seis chaves para a oclusão normal dadas por Andrews.

O design do aparelho de arame reto procura limitar o máximo possível o tratamento dentro do aparelho, sendo totalmente personalizado para cada paciente.

Em 1976, Roth modificou o aparelho de Andrew com fio reto. Defendia uma ligeira sobrecorrecção para compensar a recidiva.

Em 1989, Bennett e McLaughlin[43] modificaram o aparelho de fio reto e dividiram o tratamento ortodôntico em seis etapas.

1. Controlo de ancoragem

2. Nivelamento e alinhamento

3. Controlo da sobremordida

4. Redução do sobredimensionamento

5. Encerramento de espaços

6. Acabamento

Gestão clínica

Diagnóstico e planeamento do tratamento

A correção de uma sobremordida profunda pode envolver qualquer combinação destes movimentos dentários, dependendo do caso individual (Fig. 7.35):

1. Extrusão dos dentes posteriores.

2. Endireitamento dos dentes posteriores.

3. Aumentar a inclinação dos dentes anteriores.

4. Intrusão de dentes anteriores.

Extrair ou não extrair dentes é uma decisão importante no planeamento do tratamento. Os principais factores a avaliar são os seguintes:

Padrão esquelético e dentário vertical

Uma abordagem sem extração parece ser mais eficaz para controlar a sobremordida profunda em casos de ângulo baixo. Nestes casos, o nivelamento e a subsequente abertura da mordida ocorrem principalmente como resultado da verticalização e ligeira extrusão dos dentes posteriores. Os dentes anteriores são geralmente verticalizados ou retroclinados nesses pacientes. Quando os incisivos estão ligeiramente avançados ou inclinados para a frente, a abertura da mordida é melhorada e a estética facial é frequentemente melhorada. A intrusão dos dentes anteriores é normalmente desnecessária, porque a altura inferior da face está a ser aumentada em vez de mantida. A exceção seria um caso com incisivos retroinclinados e extruídos, em que um arco de intrusão pode ser usado para intruir os incisivos antes de serem avançados.

Se os dentes forem extraídos em casos de ângulo baixo, o controlo da sobremordida torna-se difícil porque as fortes forças musculares impedem a capacidade dos dentes posteriores de se moverem para a frente. À medida que os locais de extração são fechados, os dentes anteriores tendem a verticalizar-se e a mover-se para trás, o que leva a um maior aprofundamento da mordida, com alterações indesejáveis do perfil. Os poucos casos de baixo ângulo em que as extracções são indicadas são os de apinhamento e protrusão severos. O nivelamento e alinhamento e o encerramento do espaço devem ser efectuados lentamente, com forças leves, para controlar a sobremordida.

Os casos de ângulo elevado apresentam um conjunto diferente de desafios e uma decisão de extração mais difícil. Deve-se resistir à extrusão dos dentes posteriores para evitar o aumento do ângulo do plano de base e a rotação da mandíbula para baixo e para trás. Isto é melhor conseguido com forças leves, complementadas, se necessário, com mecânica de intrusão anterior. A avaliação da posição dos incisivos e do apinhamento torna-se crítica nestes casos, e a extração deve ser considerada mais fortemente do que nos casos de ângulo baixo

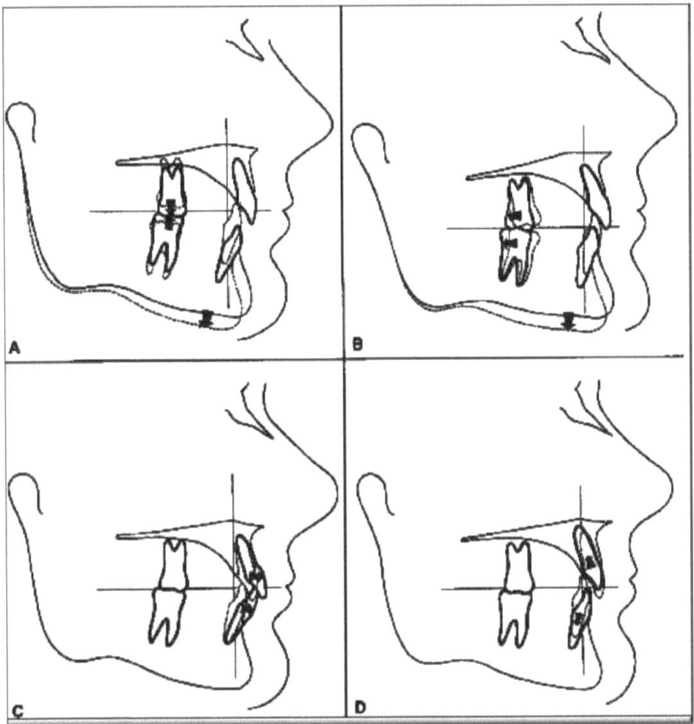

Fig :7.35 Movimento dentário responsável pela abertura da mordida .A.Extrusão dos dentes posteriores B.verticalização dos dentes posteriores .C. Aumento da inclinação dos dentes anteriores .D. Intrusão dos dentes anteriores.

Padrão esquelético e dentário horizontal

Nos casos de mordida profunda de Classe II, é normalmente o posicionamento para a frente da dentição maxilar que levou à extrusão dos dentes anteriores e ao subsequente desenvolvimento da sobremordida.

O tratamento sem extracções é mais conducente ao movimento dos incisivos inferiores para baixo, porque as extracções tendem a manter ou a verticalizar os incisivos, trabalhando assim contra a abertura da mordida. Na maxila, quanto mais os incisivos superiores precisam de ser retraídos, mais tendem a ser verticalizados e mais difícil é corrigir a sobremordida profunda. Com esta abordagem sem extração, a vantagem para o paciente em crescimento é óbvia. Se os dentes superiores tiverem de ser extraídos num caso de mordida profunda de Classe II, é necessário ter muito cuidado para manter o torque à medida que os incisivos superiores são retraídos e, por vezes, é necessária uma mecânica de intrusão nos incisivos para permitir a abertura da mordida.

Posição do incisivo

A avaliação da posição dos incisivos é crítica. Se os incisivos forem retrusivos e puderem ser avançados, a abertura da mordida é significativamente melhorada; se forem protrusivos e tiverem de ser retraídos, a mordida tende a aprofundar-se e o controlo da sobremordida torna-se mais difícil.

Aglomeração

A avaliação do apinhamento é importante, mas, a menos que seja grave, não tem precedência sobre as considerações relativas ao padrão vertical, padrão horizontal e posição dos incisivos. Se estes três factores favorecerem o tratamento sem extração, então todos os casos podem ser tratados sem extracções, utilizando procedimentos de ganho de espaço, como a verticalização dos molares, a expansão, o avanço dos incisivos e o stripping interproximal. Se os outros três factores favorecerem o tratamento com extracções, então mesmo os casos minimamente apinhados podem ser tratados com sucesso com extracções.

Tratamento sem extração

Nivelamento e alinhamento

A maioria dos procedimentos de tratamento normalmente utilizados em casos de mordida profunda sem extração encorajam a abertura da mordida. Por exemplo, durante o nivelamento e alinhamento com um sistema de arcada completa, os segmentos posteriores são verticalizados e ligeiramente extruídos enquanto os segmentos anteriores são inclinados para a frente.

Nas fases iniciais dos casos de ângulo moderado a baixo, um plano de mordida anterior superior pode aliviar as forças musculares posteriores, encorajando assim a verticalização e extrusão dos dentes posteriores. O plano de mordida também permite a colocação precoce de braquetes nos incisivos inferiores, o que de outra forma seria impossível devido à interferência dos incisivos superiores (fig. 7.36). A bandagem o mais cedo possível dos segundos molares, especialmente na arcada inferior, é altamente benéfica nesses casos. O nivelamento completo da curva da lança inferior é virtualmente impossível sem a inclusão do segundo molar inferior (fig. 7.37).

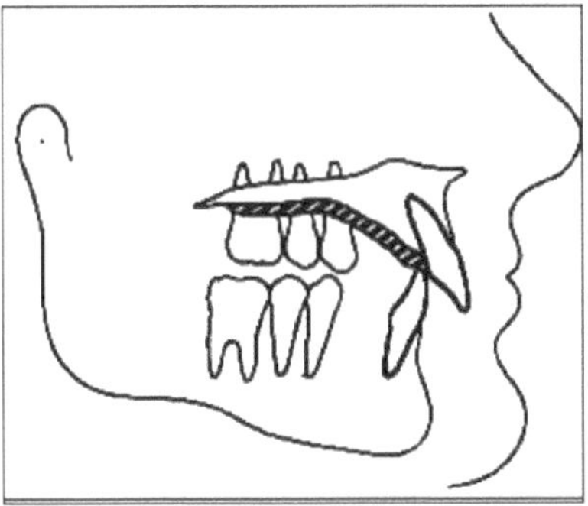

Fig.7.36. A placa de mordida anterior superior é eficaz nas fases iniciais de nivelamento de casos de mordida profunda de ângulo moderado a baixo

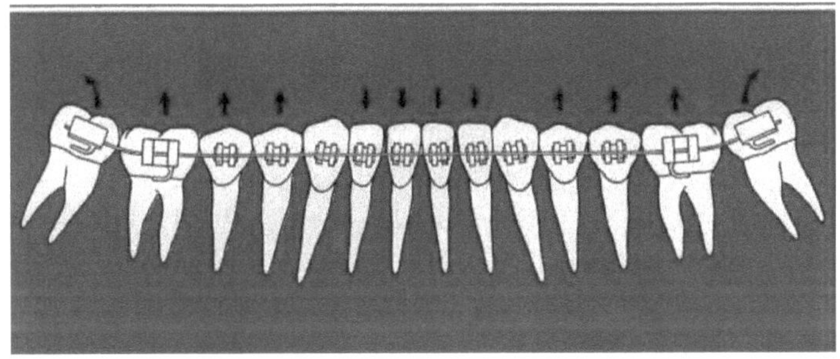

Fig.7.37. A bandagem o mais cedo possível dos segundos molares ajuda a abrir a mordida em casos de ângulo moderado a baixo.

Em casos de ângulo alto, o plano de mordida é contraindicado porque a extrusão dos dentes posteriores é indesejável. O segmento anterior inferior não é, portanto, braqueterizado até que a mordida esteja suficientemente aberta. Os segundos molares superiores são geralmente omitidos da arcada para evitar a sua extrusão. Se eles tiverem que ser ligados para melhorar o posicionamento ou o controle de torque, o arco pode ser escalonado atrás dos primeiros molares superiores até o nível dos segundos molares.

O processo de nivelamento e alinhamento é frequentemente considerado como um procedimento de fio redondo que é completado nos primeiros meses de tratamento.

Por vezes é mesmo necessário colocar ligeiras curvas de abertura de mordida nos arcos rectangulares superiores e inferiores para completar o nivelamento e o alinhamento. O fio de arco de 0,019" x 0,025" numa ranhura de 0,022" é mais eficaz no nivelamento do arco e na abertura da mordida do que o fio de arco de 0,017" x 0,025" numa ranhura de 0,018" (fig. 7.38).

Controlo de ancoragem

Nos estágios iniciais do tratamento com um sistema de aparelhos pré-ajustados, a ponta embutida nos braquetes anteriores pode fazer com que esses dentes se inclinem anteriormente. Embora isso melhore a abertura da mordida, pode ser indesejável por outras razões. O aparelho extrabucal e os elásticos de Classe III podem ajudar a controlar essa inclinação anterior, se necessário.

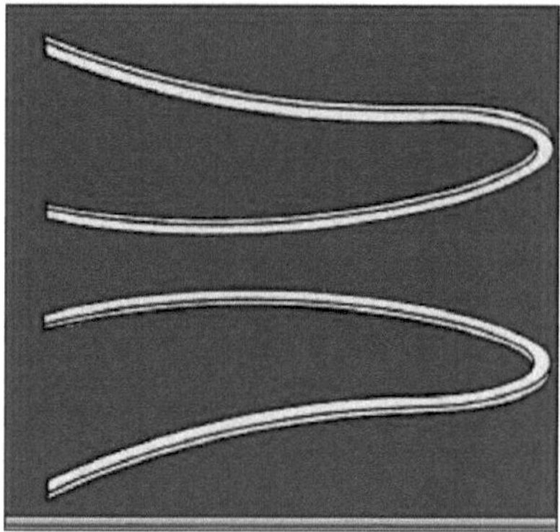

Fig7.38. Uma ligeira curva acentuada no fio superior e uma curva invertida no fio inferior podem, por vezes, melhorar a abertura da mordida durante a conclusão do nivelamento com o fio retangular.

As forças elásticas da Classe III devem ser muito leves se usadas com fios de nivelamento, para evitar a extrusão dos incisivos inferiores e um maior aprofundamento da mordida. Portanto, espere até que pelo menos 0.016" de fio redondo esteja colocado antes de iniciar os elásticos de Classe III.

Se for necessário um controlo de ancoragem para a correção dos molares de Classe II, utiliza-se um aparelho extrabucal ou elásticos de Classe II. A distalização dos dentes posteriores superiores é geralmente realizada por alguma extrusão, o que é útil na abertura da mordida.

Redução do sobredimensionamento

Os procedimentos de abertura da mordida devem ser completados antes de proceder com a redução do overjet. O uso prematuro ou precoce de elásticos de Classe II na fase de nivelamento do fio redondo pode levar ao aprofundamento da mordida e à interferência excessiva entre os incisivos inferiores que avançam e os incisivos superiores que se retraem (fig. 7.39).

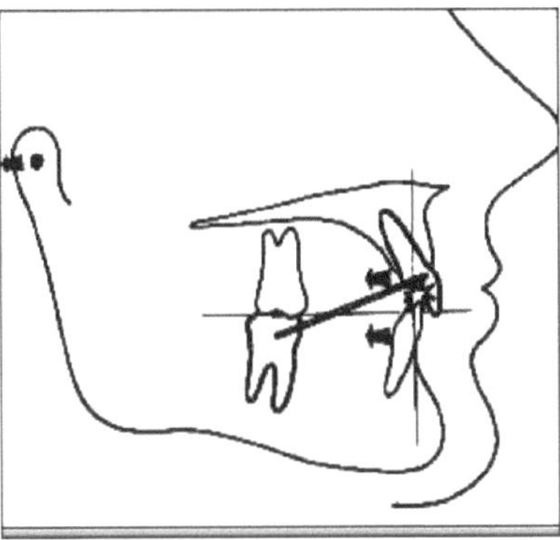

Fig7.39. A tentativa de redução do overjet antes de um controlo adequado da sobremordida pode causar um contacto anterior excessivo e um deslocamento posterior do côndilo.

Uma vez que a mordida tenha sido controlada adequadamente, a redução do overjet pode ser realizada com aparelhos extrabucais ou elásticos de classe II. Os elásticos de classe II são particularmente eficazes em casos de ângulo moderado a baixo, uma vez que a força extrusiva aplicada ao segmento posterior inferior encoraja a conclusão e manutenção da abertura da mordida. Em casos de ângulo alto, os elásticos de classe II devem ser usados com moderação e com força leve para evitar a extrusão dos dentes posteriores. (Fig. 7.40)

Encerramento do espaço

Os espaços não são normalmente uma grande preocupação no tratamento não-extrativo de casos de mordida profunda. Se ocorrer um espaçamento mínimo, o clínico não estará normalmente inclinado a tentar fechar o espaço prematuramente. Os espaços podem ser facilmente fechados após a conclusão dos procedimentos de nivelamento e abertura da mordida.

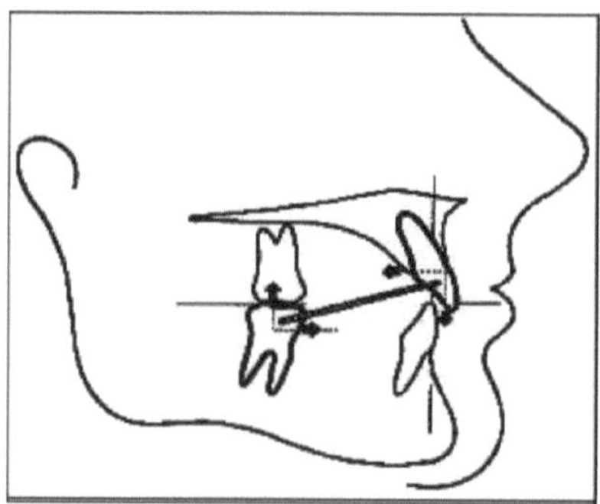

Fig.7.40. Com os elásticos de classe II, a força extrusiva nos dentes posteriores inferiores encoraja a abertura da mordida. A força intrusiva no segmento anterior superior (curva acentuada do fio da arcada ou, em casos severos, aparelho extrabucal em gancho J) pode neutralizar o efeito extrusivo de aprofundamento da mordida dos elásticos de classe II nos dentes anteriores superiores

Tratamento de extração

Nos casos de extração, os incisivos são normalmente mantidos ou verticalizados, o que torna a abertura da mordida mais difícil do que num caso sem extração, em que os incisivos são normalmente mantidos ou avançados. Se se tentar fechar o espaço antes de se completar o nivelamento e o controlo da sobremordida, isto pode levar a um maior aprofundamento da mordida.

Uma das grandes vantagens do sistema de aparelhos pré-ajustados é a possibilidade de utilizar uma mecânica de deslizamento eficaz. No entanto, para que o fio do arco retangular possa deslizar eficazmente através das ranhuras dos brackets posteriores, estas devem estar livres de fricção. Os arcos que estão deformados devido ao nivelamento incompleto e ao controlo da sobremordida não estarão livres de fricção durante o encerramento do espaço.

Nivelamento e alinhamento

As bicúspides são normalmente extraídas em casos de mordida profunda para reduzir a protrusão anterior, para eliminar o apinhamento anterior ou ambos. Em qualquer caso, o tratamento das cúspides é de importância vital.

Com um sistema de aparelhos pré-ajustados, a ponta embutida nos braquetes dos incisivos e das cúspides faz com que esses dentes se inclinem anteriormente na colocação inicial do fio. Quando essa tendência é contrariada pela aplicação precoce de forças elásticas, mesmo as mais leves, as cúspides são inclinadas para distal, a sobremordida se aprofunda e a mordida posterior se abre. Este efeito "montanha-russa" invariavelmente resulta num tempo de tratamento prolongado (Fig. 7.41).

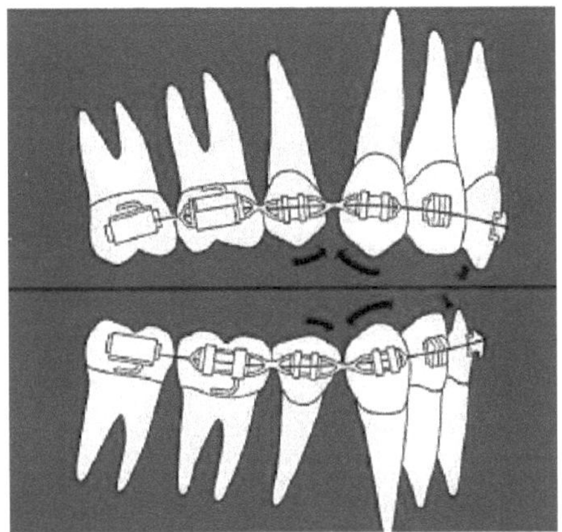

Fig.7.4. A utilização de elásticos durante o nivelamento e alinhamento inicial causa um efeito de "montanha russa" - inclinação das cúspides para os locais de extração com consequente mordida aberta posterior e aumento da sobremordida anterior

Para evitar a inclinação anterior das cúspides e para as retrair sem inclinação distal, são utilizados fios de ligadura "lacebacks" - figura 8 de 0,010 polegadas - dos primeiros molares às cúspides (Fig. 7.42)

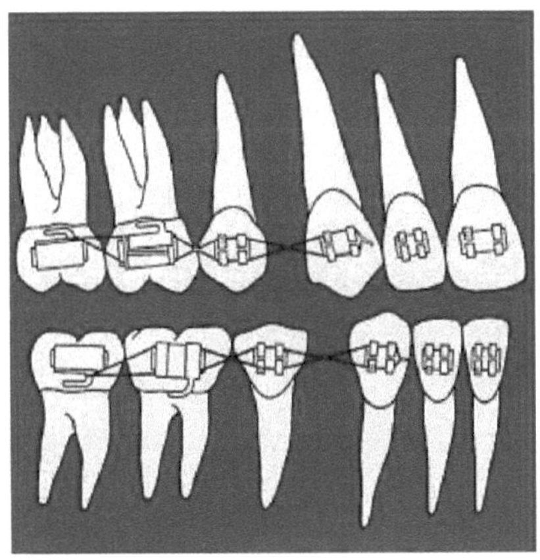

Fig.7.42. Os "Lacebacks" evitam a inclinação anterior das cúspides e retraem as cúspides sem inclinação distal.

Se as cúspides estiverem inicialmente verticalizadas ou inclinadas para distal, então o sistema de aparelhos pré-ajustados pode tornar o controlo da sobremordida mais complicado, exercendo força sobre os incisivos quando os arcos iniciais são colocados.

Normalmente, preferimos incluir o maior número possível de incisivos nos arcos iniciais para proporcionar uma maior estabilidade da forma do arco e um melhor controlo das pontas dos caninos. No entanto, se as cúspides estiverem desfavoravelmente posicionadas, não incluímos os incisivos nos arcos até que as raízes das cúspides tenham sido retraídas para proporcionar uma angulação mais nivelada das ranhuras das cúspides.

Encerramento do espaço

O aprofundamento da mordida também pode ocorrer no fechamento de espaço com fios retangulares, se as forças forem excessivas. As cúspides podem inclinar-se para dentro dos locais de extração, causando deflexão e ligação do fio (Fig. 7.43).

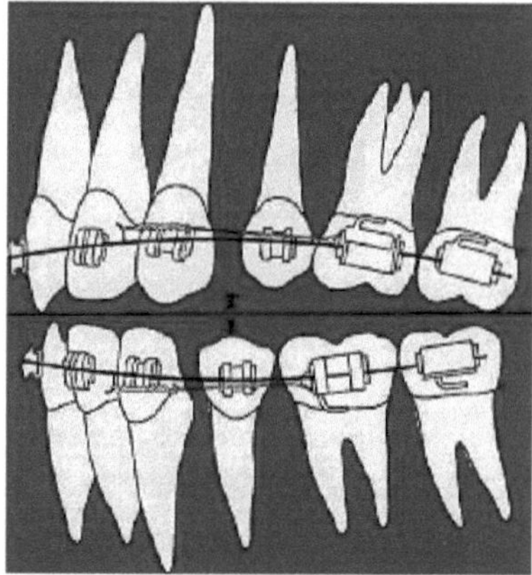

Fig.7.43. A força excessiva sobre os fios rectangulares durante o encerramento do espaço pode causar a deflexão e a ligação do fio, uma mecânica de deslizamento ineficaz, a perda do controlo do torque anterior e o aprofundamento da mordida.

Isto leva a uma mecânica de deslizamento ineficaz e ao consequente aprofundamento da mordida. Além disso, as forças excessivas podem sobrepor-se ao controlo de torque do fio retangular nos incisivos, o que leva à inclinação distal ou à verticalização dos incisivos e ao aprofundamento da mordida.

Para além da utilização de forças leves, uma pequena quantidade de torque adicionada ao fio superior na região dos incisivos pode ser útil para minimizar estes factores de aprofundamento da mordida. As forças de 50-150 gm são mais efectivas e podem ser aplicadas por pequenos módulos elásticos, ligados aos ganchos do arco anterior com fios de ligadura estendidos para a frente a partir dos molares.

Assim, as sobremordidas profundas podem ser controladas eficazmente com aparelhos pré-ajustados quando os seguintes princípios são observados.

Evitar extrações em casos de ângulo baixo sempre que possível.

- Utilizar ranhuras de 0,022" com arcos de trabalho de 0,019" x 0,25".

- Utilizar placas de mordida anterior no início do tratamento em casos de ângulo moderado a baixo.

- Utilizar forças iniciais ligeiras para evitar aprofundar a mordedura.

- Evitar a retração elástica dos suportes das cúspides.

- Colocar os brackets ou ligaduras nos segundos molares o mais cedo possível.

- Utilizar os elásticos da Classe II de forma selectiva.

- Não apressar o nivelamento final dos arcos, utilizar primeiro arcos rectangulares planos e depois curvas de abertura conforme necessário.

- Utilizar forças suaves para fechar o espaço em casos de extração.

Técnica de **arco segmentado**

A mecânica intrusiva de base

Na década de 1950, Burstone desenvolveu uma abordagem para a terapia ortodôntica, que não utilizava arcos contínuos. A técnica conhecida como arcada segmentada utilizava diferentes secções transversais de fio dentro da mesma arcada e fios que não corriam continuamente de um braquete para o braquete adjacente. Os procedimentos de arcada segmentada têm uma série de vantagens no fecho de espaços em casos de extração e na produção de alinhamento dentário com o mínimo de efeitos secundários. Em particular, a segmentação permite o movimento genuinamente intrusivo dos dentes anteriores. Uma das limitações da terapia tradicional de arco contínuo tem sido a sua incapacidade de produzir uma intrusão genuína. Nesta técnica, são usados braquetes com ranhura de 0,022 polegadas.

O mecanismo básico de intrusão é constituído por três partes[23] . (7.44)

I. Uma unidade de ancoragem posterior,

II. Um segmento anterior e

III. Uma mola de arco intrusiva.

A unidade de ancoragem posterior

No início do tratamento, os dentes posteriores são alinhados e unidos com um segmento estabilizador vestibular. Uma vez colocado o segmento estabilizador vestibular de, pelo menos, 0,018 x 0,018 polegadas, com ou sem anéis, a mecânica intrusiva pode ser iniciada. Os segmentos posteriores direito e esquerdo são unidos através da arcada por meio de um arco lingual transpalatino na maxila e um arco lingual na mandíbula.

Quando o alinhamento é concluído no segmento posterior, os segmentos estabilizadores vestibulares e as arcadas linguais permanecem no lugar e não são continuamente

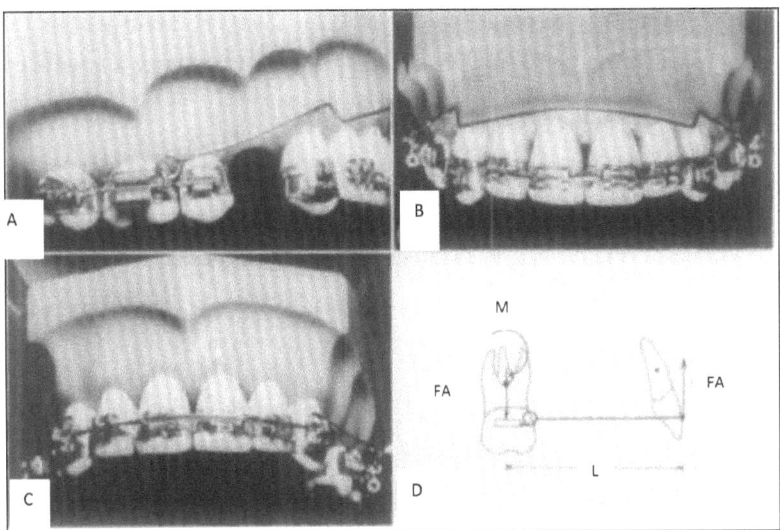

Fig.7.44. Mecanismo básico para intrusão; unidade de ancoragem posterior, segmento anterior nos quatro incisivos e um arco intrusivo. A. A arcada de intrusão é colocada no tubo auxiliar na inserção do primeiro molar. B. Vista anterior da arcada intrusiva. A arcada encontra-se na gengiva dos incisivos. Os caninos e pré-molares são contornados. C. O arco intrusivo foi colocado ao nível dos incisivos. Um laço duplo de corda impede que o arco seja deslocado para a prega mucobucal se um laço for acidentalmente perdido. D. Forças que actuam sobre os dentes a partir de um arco intrusivo. O efeito sobre o molar é a extrusão e uma rotação negativa (coroa-distal-raiz-mesial). O momento (M) é igual à força intrusiva (FA) vezes a distância (L) do incisivo ao centro de resistência do molar (De Burstone C.R. Deep overbite correction by intrusion. Am. J. Orthod 72: 1-22, 1977).

ajustado como na terapia de arco contínuo. Conceptualmente, não se deve pensar nos dentes posteriores como um grupo de dentes individuais, mas sim como um único dente multirradicular composto por todos os dentes dos lados direito e esquerdo da arcada na região posterior.

Para aumentar a estabilidade do segmento posterior, podem ser colocados fios com dimensões de 0,018 x 0,025 polegadas ou 0,021 x 0,025 polegadas após o alinhamento inicial e, posteriormente, mantidos no sítio durante todo o tratamento. Um tubo de bracket especial ou uma combinação de tubo triplo é colocado no primeiro molar superior ou inferior. O tubo mais lingual é utilizado para a colocação da arcada lateral; o tubo redondo grande é utilizado para o aparelho extrabucal. Um tubo auxiliar colocado na gengiva é o ponto de ancoragem para molas intrusivas.

Segmento anterior

O segmento anterior ou arco de alinhamento é colocado nos incisivos centrais ou quatro incisivos.

Mola de arco intrusiva

O arco intrusivo consiste normalmente num fio de aço inoxidável de 0,018 x 0,025 ou 0,018 x 0,022 polegadas com uma hélice de 3 mm enrolada 2^ vezes colocada mesialmente ao tubo auxiliar (Fig. 7.45). 0,017 x 0,025 polegadas - pode ser utilizado fio TMA sem ansa. A curvatura é colocada na arcada intrusiva, de modo a que a porção incisal fique gengivalmente em relação aos incisivos centrais. Quando o arco é amarrado ao nível dos incisivos, desenvolve-se uma força intrusiva. Para que o arco não aumente o seu comprimento durante a ativação, deve ser colocada uma curvatura suave com a quantidade de curvatura a aumentar à medida que se aproxima da hélice. Desta forma, o fio da arcada activada parecerá relativamente reto e, à medida que se desenvolve durante a intrusão, o comprimento da arcada diminuirá e não se produzirá um alargamento anterior.

A mola intrusiva não está diretamente ligada ao suporte incisivo. A arcada intrusiva é ligada labialmente, incisalmente ou gengivalmente ao segmento anterior da arcada.

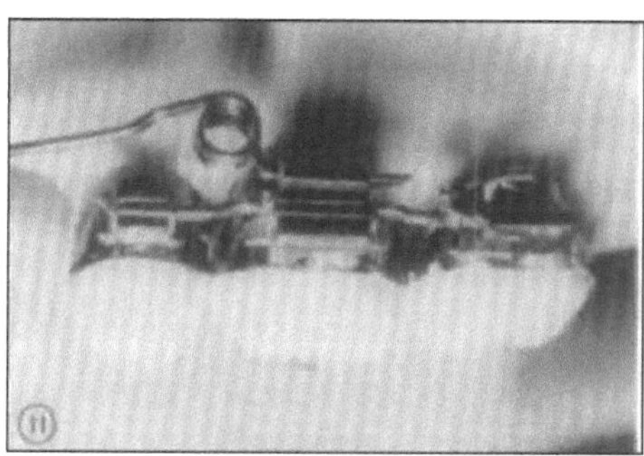

Fig. 7.45 Hélice colocada mesialmente ao tubo auxiliar.

É verdade que quase qualquer dobra intrusiva colocada num arco deste tipo poderia produzir um nivelamento dramático do arco. No entanto, quando existe uma verdadeira intrusão, é necessário um maior controlo do sistema de forças. Por esta razão, são discutidos os seis princípios principais da intrusão.

Existem seis princípios principais que regem a correção da sobremordida profunda por intrusão com uma técnica de arcada segmentada.

■ Utilização de uma força de magnitude óptima e fornecimento constante dessa força com molas de baixa taxa de deflexão de carga.

■ Utilização de pontos de contacto na região anterior.

■ Posição da força - seleção cuidadosa do ponto de aplicação da força em relação ao centro de resistência de todos os dentes a serem intruduzidos.

■ Intrusão selectiva baseada na geometria do dente anterior.

■ Controlo das unidades reactivas através da formação de uma unidade de ancoragem posterior.

■ Inibição da erupção dos dentes posteriores e prevenção de mecânicas eruptivas indesejáveis.

Controlo da magnitude e constância da força

Deve ser utilizada a força de menor magnitude capaz de intruir os incisivos. Uma força mais forte pode não aumentar a taxa de intrusão, mas pode causar a reabsorção da raiz ou a extrusão da unidade de ancoragem.

A constância de força é obtida utilizando uma mola de baixa taxa de deflexão de carga. As molas de baixa taxa de deflexão de carga perdem muito menos força por milímetro de desativação do que as molas de alta taxa de deflexão de carga. As molas de baixa taxa de deflexão de carga são mais precisas aquando da ativação do que as molas de alta taxa de deflexão de carga, uma vez que é gerada muito menos força por milímetro de ativação por uma mola de baixa taxa de deflexão de carga do que por uma mola de alta taxa de deflexão de carga.

Contacto anterior de ponto único

O arco de intrusão não é colocado diretamente nos brackets dos dentes a serem intruídos. Ele é amarrado ao segmento anterior, geralmente formando pontos de contacto únicos. Se o arco for colocado nos braquetes, pode introduzir torque no segmento anterior, inicialmente ou à medida que o arco se desativa.

A vantagem de não amarrar um arco intrusivo diretamente nos braquetes incisivos é que isso permite ao clínico conhecer mais positivamente o sistema de força aplicado. Ao ter um único ponto de aplicação de força nos incisivos, conhece-se o sistema de força total que actua tanto no ponto incisivo como nos tubos vestibulares.

Ponto de aplicação da força

Uma força intrusiva através do centro de resistência do dente irá intruir o dente sem produzir qualquer rotação vestibular ou lingual do dente que está a ser intrudido (fig. 7.46). O centro de resistência dos dentes anteriores pode ser estimado como estando localizado próximo ao centro geométrico de suas raízes.

Se a força de intrusão for labial ao centro de resistência, é produzido um momento que alarga a coroa labialmente enquanto as raízes se movem para lingual. Para evitar este alargamento, o arco de intrusão é amarrado posteriormente.

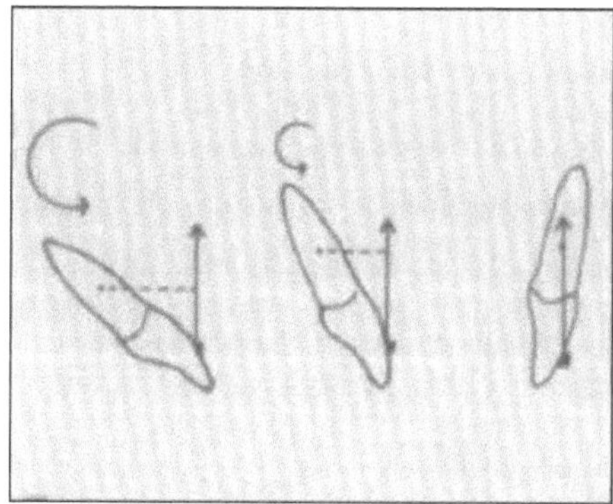

Fig.7.46. Efeito do ponto de aplicação da força

Em casos de proclinação incisiva severa, retrair primeiro os incisivos e produzir inclinações axiais mais rectas e depois proceder à intrusão. Também pode ser tratada aplicando uma força vertical lingual ao centro de resistência, quer com um arco de intrusão contínuo, quer com um arco de intrusão de três peças.

Intrusão selectiva

Decidir quais os dentes que devem ser intruídos depende de decisões inteligentes de planeamento do tratamento e a realização da intrusão depende da utilização criativa da mecânica. Por exemplo, nos casos de classe II divisão 2, os centrais devem ser intruídos mais do que os laterais. A colocação indiscriminada de um segmento de alinhamento nos quatro incisivos irá nivelá-los através da erupção dos laterais ao nível dos centrais em vez de intruir os centrais (Fig. 7.47). A mecânica mais adequada é intruir os centrais até à relação correcta com os laterais usando um arco de intrusão e depois incluir os laterais no segmento e continuar a intrusão. Tirar partido da geometria anatómica do segmento anterior desta forma permite a ocorrência de uma intrusão genuína.

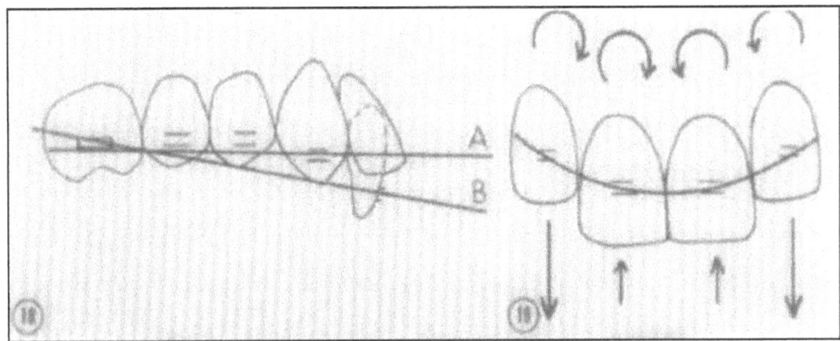

Fig 7.47 Um fio reto colocado nos brackets de um caso de Classe II, Divisão 2, em vez de produzir intrusão (linha A), tende a inclinar o plano de oclusão (linha B). Uma arcada de alinhamento reto, em vez de intruir os incisivos, fará irromper o incisivo lateral

Controlo das unidades reactivas

O melhor controlo da unidade de ancoragem é conseguido através da minimização das forças utilizadas para a intrusão. O maior efeito sobre a unidade de ancoragem será o resultado do momento produzido pela força intrusiva, que é grande devido ao longo braço de momento presente. Fazer tanta retração inicial quanto possível para diminuir o comprimento do braço de momento. O arnês de tração occipital com a força dirigida anteriormente ao centro de resistência da unidade de ancoragem posterior pode anular o momento.

Evitar mecânicas extrusivas

A mecânica extrusiva, como a utilização de elásticos de classe II e classe III e de arnês cervical, deve ser evitada em doentes que necessitem de uma intrusão genuína. Se estes mecanismos forem utilizados, a intrusão conseguida anteriormente pode perder-se.

Arco de intrusão de três peças Vs o arco de intrusão contínuo [64]

A arcada de intrusão contínua é mostrada na Figura 7.48. Uma unidade de ancoragem relativamente rígida conecta os dentes do segmento posterior. O canino é contornado pela colocação de um pequeno degrau na região do canino ou pela eliminação completa do braquete do canino. Os dentes anteriores são ligados entre si por um segmento incisivo. Um arco de intrusão de liga de titânio e molibdénio (TMA) de 0,017 x 0,025 polegadas ou 0,016 x 0,022 polegadas, a partir de um tubo auxiliar, coloca a força de intrusão nos incisivos. À medida que o fio é trazido para baixo até aos incisivos centrais ou laterais, apenas uma única força é dirigida numa direção intrusiva.

Uma consideração particularmente importante na intrusão é assegurar que o arco de intrusão não se encaixa nos brackets dos incisivos. Em vez disso, é colocado um segmento separado. Há uma série de razões pelas quais não é desejável colocar um arco de intrusão retangular ou redondo diretamente num bracket edgewise anteriormente. O arco intrusivo pode mudar de forma, produzindo um deslocamento mesial das raízes dos incisivos.

Mais importante ainda, qualquer torque, vestibular ou lingual, pode alterar a força intrusiva (Fig. 7.49). Se o torque lingual propositado ou acidentalmente colocado na raiz estiver presente, pode eliminar completamente qualquer força intrusiva.

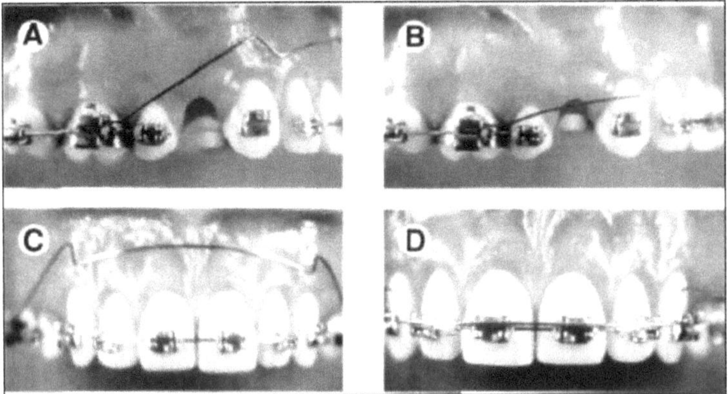

Fig. 7.48: arcada de intrusão contínua passiva e ativa. São colocados segmentos posteriores e anteriores separados e o canino é contornado. Vista vestibular passiva (A) e ativa (B). Vista frontal passiva (C) e ativa (D).

No outro extremo, o torque da raiz vestibular pode aumentar a força intrusiva com um aumento concomitante da força extrusiva e do momento de inclinação para trás no molar. Uma vez que um fio de arco de intrusão edgewise é colocado nos braquetes anteriores, um mecanismo preciso não está presente.

O clínico deve observar cuidadosamente a disposição anatómica dos dentes para determinar quais os dentes que necessitam de intrusão. O paciente de classe II, divisão 2, pode precisar apenas da intrusão de 2 incisivos centrais. Muitos pacientes de classe II, divisão 1, necessitam de intrusão de 4 incisivos. Estas discrepâncias anatómicas devem ser eliminadas por intrusão segmentar e não por nivelamento indiscriminado. Se o paciente tiver inicialmente fios de nivelamento colocados numa arcada completa, torna-se quase impossível produzir uma intrusão efectiva dos incisivos.

Um dos aspectos fundamentais do controlo do sistema de forças durante a intrusão é dirigir a força de forma paralela ao longo eixo do dente. Na Figura 7.50, são mostradas três inclinações axiais diferentes de incisivos.

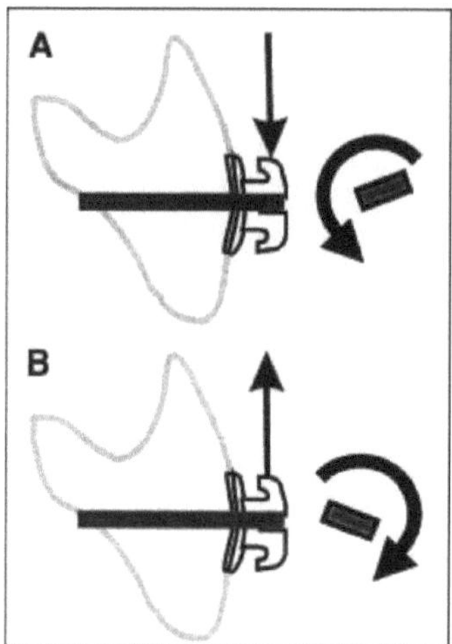

fig:7.49 A colocação de um fio de arco nos brackets dos incisivos altera a magnitude da força intrusiva. O torque radicular lingual produz extrusão (A). O torque radicular labial produz intrusão (B)

Com um incisivo vertical, um arco de intrusão contínuo pode direcionar a força para perto do centro de resistência e paralelamente ao longo eixo do dente. O incisivo será prontamente intruído e não será retraído nem alargado. Com uma inclinação axial típica, a força é labial ao centro de resistência, de modo que o dente será intruído, mas também terá um momento que retrairá a raiz, desde que o arco intrusivo seja amarrado para trás. Para pacientes de Classe II, Divisão 2, pode ser desejável algum movimento lingual da raiz. No entanto, em pacientes com incisivos já alargados, é mais problemático colocar uma força intrusiva labialmente ao centro de resistência.

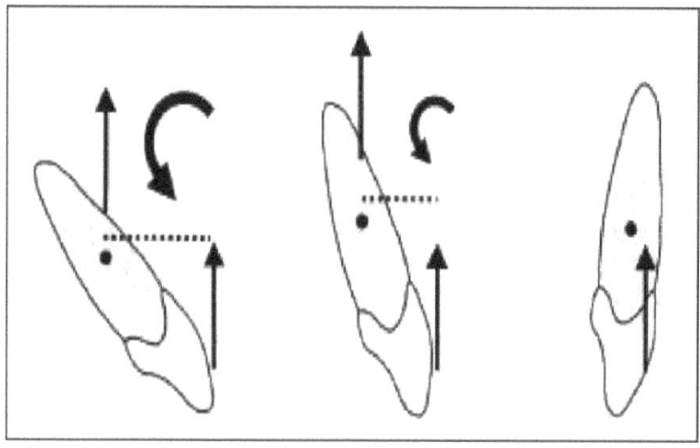

Fig:7.50 Uma força intrusiva labial aos incisos produz efeitos diferentes à medida que as inclinações axiais variam. A força intrusiva move desfavoravelmente a raiz do incisivo para lingual em incisivos alargados.

Para começar, a raiz é demasiado lingual e, além disso, a força não é direccionada ao longo do eixo do dente. Consequentemente, há um grande componente labial para a força. O dente não se intromete facilmente e pode alargar-se ainda mais.

É neste tipo de paciente que a arcada de intrusão de 3 peças é utilizada. A arcada de intrusão de 3 peças é semelhante à arcada contínua, pois requer uma unidade de ancoragem estável para os dentes posteriores e um segmento anterior separado. Em vez de um fio contínuo, são aplicadas molas de ponta para trás separadas nos lados direito e esquerdo. O gancho dobrado, como mostrado na Fig. 7.51, fornece uma força intrusiva distal aos braquetes dos incisivos laterais. Quando a força é direccionada a 90° em relação ao plano oclusal, o seu ponto de fixação pode então ser colocado através do centro de resistência dos incisivos, de modo a que não ocorra o alargamento dos dentes.

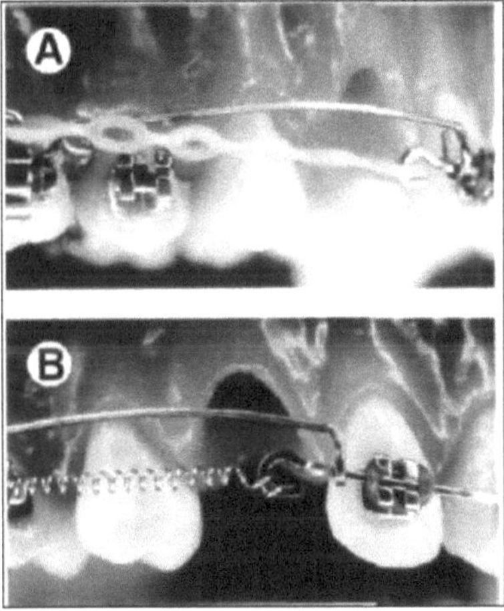

Fig 7.51 Arco de intrusão de três peças com corrente elástica (A) ou mola (B) redirecciona a força paralelamente ao longo eixo do incisivo. (De Charles J. Burstone. Biomechanics of Deep Overbite Correction Correção da sobremordida profunda. Semin Orthod 7:26-33, 2001).

Para além de alterar o ponto de aplicação da força, pode ser necessário redirecionar a força no caso de incisivos alargados. Existem vários métodos possíveis para alterar a linha de ação da força de modo a que esta seja paralela aos eixos longos dos incisivos. A força intrusiva pode ser complementada por uma força distal proveniente de um elástico ou de uma mola helicoidal. A força resultante pode então tornar-se paralela aos eixos longos dos incisivos.

Dois outros métodos para redirecionar a força envolvem a utilização de molas intrusivas cantilever separadas. O primeiro é o mostrado na Figura 7.52.

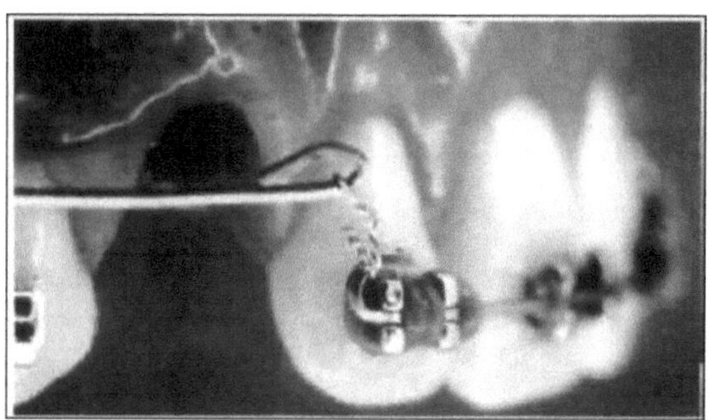

Fig. 7.52 Cantilever com olhal. A direção da força é paralela ao tirante de ligadura.

A orientação do laço é paralela à direção da força. Ao encurtar o braço, a força pode ser direccionada mais distalmente. O segundo método muito simples para redirecionar a força é o mostrado na Figura 7.53.

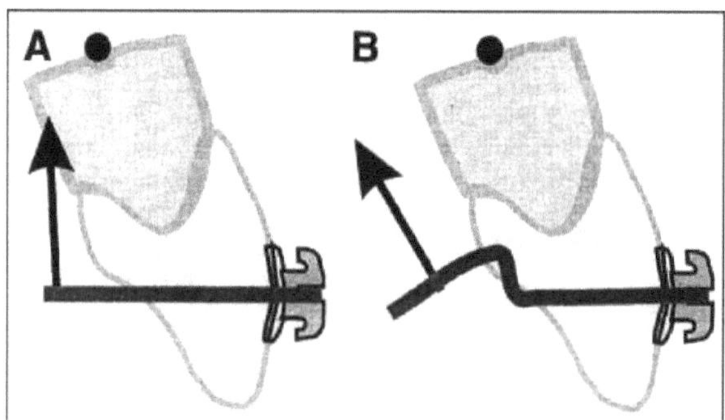

Fig. 7.53: O ângulo da extensão posterior redirecciona a força paralela ao longo eixo do incisivo (A). A força intrusiva na extensão posterior do segmento anterior é de 90°

Uma extensão posterior para o segmento anterior é angulada de modo que a força é agora dirigida ao longo dos eixos longos dos dentes. Isso pressupõe que não há atrito ao longo do fio do arco, de modo que a força resultante atua apenas a 90° na secção posterior do segmento anterior.

Arcos utilitários

Arco utilitário Ricketts

No final da década de 1950, Robert Ricketts e outros tentaram contrariar a inclinação que ocorria nos segmentos vestibulares em casos de extração, utilizando os incisivos inferiores, supostamente imutáveis, como uma unidade de ancoragem para manter os segundos bicúspides e molares inferiores na vertical durante o processo de retração. Segmentos de arcada redonda foram amarrados dos molares e bicúspides inferiores aos incisivos inferiores, à medida que as cúspides eram retraídas. Observou-se que não apenas os segmentos vestibulares eram mantidos em posição vertical, mas que os incisivos inferiores intruíam com essa leve e contínua pressão. Posteriormente, houve o desenvolvimento do que hoje é classicamente descrito como arcada de base descendente ou arcada de utilidade inferior de Rickett. Embora o arco de utilidade em si não tenha mudado drasticamente em termos de design desde a sua conceção inicial, a compreensão das suas acções e reacções face à mecânica utilizada e à resposta de crescimento foi grandemente melhorada [21].

Força utilizada para a intrusão com o arco utilitário de Ricketts

A mecânica da arcada de utilidade usada na intrusão dos incisivos inferiores mostrou clinicamente que os quatro incisivos inferiores podem ser intruídos de forma muito eficiente com forças de 15 a 20 gramas por incisivo inferior ou 60 a 80 gramas para todos os quatro incisivos inferiores. Os incisivos superiores têm uma secção transversal da superfície da raiz que é quase duas vezes maior do que a dos incisivos inferiores e, por isso, a força necessária para as suas intrusões é duas vezes maior do que a da arcada inferior, aproximadamente 160 gramas ou 40 gramas por cada dente.

A arcada de utilidade mandibular é melhor fabricada com fio Elgiloy azul 0,016 x 0,016 para criar um sistema de alavanca que forneça uma força contínua aos incisivos inferiores. O desenho do arco utilitário mandibular é ditado pelo requisito de que esta força leve seja fornecida de uma forma contínua de um braço de alavanca longo desde o molar até aos incisivos. A arcada é descendente no molar, situa-se no vestíbulo vestibular e volta a subir nos incisivos para evitar a interferência das forças de oclusão que a distorceriam.

Esta secção vestibular da ponte é ligeiramente alargada para vestibular para evitar a irritação dos tecidos que se opõem aos degraus verticais à medida que a arcada se aproxima dos tecidos e os dentes incisivos são intruídos.

Arco de utilidade de intrusão mandibular

Altura do degrau

A altura do degrau vertical na arcada inferior é de 3 mm a 5 mm. A única função do degrau vertical é trazer o fio maleável de elgiloy azul de 0,016 x 0,016" para fora da oclusão para evitar a deformação com movimentos funcionais. Antes da colocação no tubo molar para medição, é formado o primeiro degrau de 3 mm. A perna distal é então colocada no tubo vestibular e é efectuada uma marca no fio cerca de 2 a 3 mm distal do bracket do incisivo lateral inferior. Este espaço irá permitir algum alinhamento dos incisivos inferiores, bem como dar ao arco alguma margem de manobra no ajuste quando é atado.

Colocação do torque da raiz labial

O fio é dobrado para trás na marca feita distalmente ao suporte do incisivo lateral inferior e, nesse ponto, o fio é dobrado num ligeiro ângulo para dentro. Quando o fio é dobrado suavemente para dentro 10^0 a 15^0 , o torque da raiz labial está a ser aplicado à porção anterior da arcada utilidade.

Acabamento do lado oposto

De seguida, a marca é feita 2 mm a 3 mm distal ao suporte do incisivo lateral oposto. Novamente, um passo de 3 mm a 5 mm é efectuado no lado oposto da arcada, mesial ao primeiro molar

Contorno das pontes vestibulares

As pontes vestibulares são então suavemente contornadas com os dedos ou com um alicate de contorno, para ter em conta a curvatura suave da arcada ao longo do segmento vestibular onde se situará a arcada de utilidade. As pontes vestibulares são generosamente expandidas 1 cm de cada lado.

Ativação dos membros inferiores distais

A ativação nas pernas distais da arcada de utilidade é colocada de modo a manter o controlo, alinhar os incisivos inferiores e verticalizar os molares inferiores (Fig. 7.54.A). A ativação para intruir os incisivos inferiores e verticalizar os molares inferiores (tip-back) é colocada segurando o degrau vertical posterior com o alicate Howe na sua última dobra. As pernas posteriores são então inclinadas para trás aproximadamente 45^0 e são simetricamente alinhadas paralelamente umas às outras.

Forma final do arco e características de ativação

A arcada inferior de utilidade deve ter uma forma diferente de qualquer outra arcada colocada na terapia bioprogressiva. A sua forma de arcada anterior é bem contornada em relação aos dentes incisivos inferiores. Isto permitirá que os incisivos inferiores, especialmente os incisivos laterais inferiores, se intrometam sem avançar a coroa. Um torque radicular labial de 5^0 a 10^0 irá contrariar a ação de inclinação para a frente, bastante comum nas arcadas intrusivas

O arco de utilidade mandibular pode ser modificado de acordo com a sua utilização (Fig. 7.54 B).

Arco utilitário de intrusão maxilar

O arco utilitário superior é feito como o inferior. É utilizado um Elgiloy azul de 0,016 x 0,022" para a arcada superior. Aplica-se uma ligeira pressão contínua para efetuar a intrusão dos dentes incisivos superiores. Também pode ser utilizado fio de nitinol.

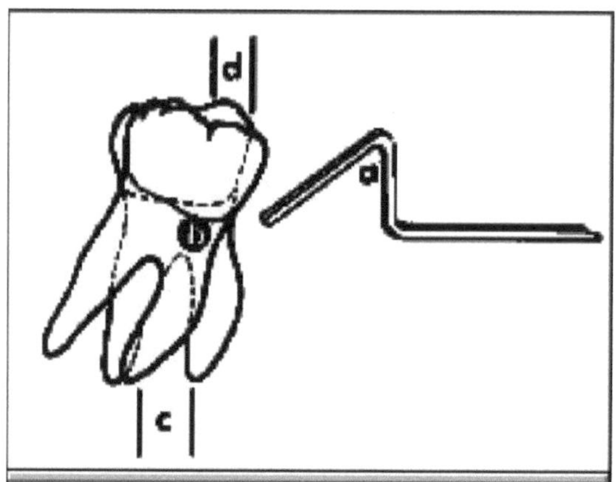

Fig. 7.54 A. O efeito de verticalização de (a) uma simples inclinação para trás nos primeiros molares inferiores mostra o centro de resistência (b) na base gengival da raiz mesial, o que permite um movimento para a frente da raiz mesial (c) e abre espaço no canal alveolar para o comprimento do arco (d)

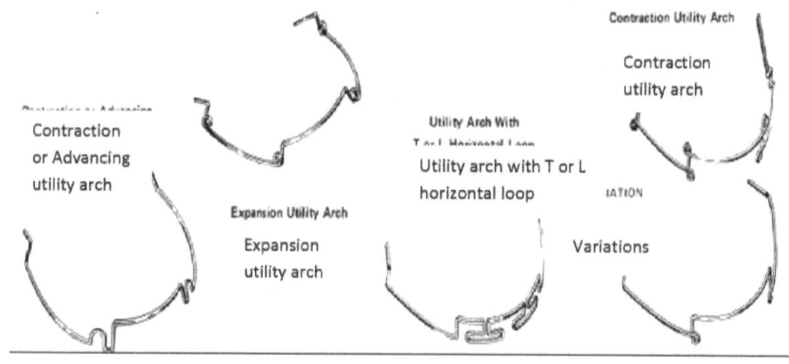

Fig7.54B. Variações típicas da arcada de utilidade mandibular

O arco de utilidade superior requer aproximadamente o dobro da força para intruir os incisivos superiores, em comparação com os incisivos inferiores, aproximadamente 125 - 160 gramas. Esta é uma das razões para usar o arco de utilidade maxilar azul de elgiloy ou nitinol de 0,016 x 0,022" na fase inicial do tratamento. A segunda razão é que o espaço entre os molares superiores e os incisivos é uma distância maior e, portanto, diminui a força exercida sobre os incisivos superiores.

A utilização do arco utilitário 0,016 x 0,022" para criar a força adicional necessária para intruir os incisivos superiores tem um efeito de inclinação adverso nos molares superiores. Torna-se, portanto, necessário estabilizar os molares. O uso de Quad-Helix, arco lingual ou arco transpalatino ajudará a estabilizar os molares superiores.

Arco utilitário de retração [4]

O tipo mais comum de arco de utilidade usado na nossa prática é o arco de utilidade de retração (Fig.7.55A). Este tipo de arco de utilidade pode ser usado tanto na dentição mista como na permanente para conseguir a retração e intrusão dos incisivos. As alças são incorporadas no arco anterior ao segmento vestibular anterior. Os loops adicionam fio adicional ao arco de utilidade, facilitando a retração e intrusão dos dentes anteriores. Este movimento pode ser produzido pela ativação do fio do arco de uma forma semelhante à do arco de utilidade de intrusão. O uso mais comum do arco de utilidade de retração é durante os passos finais do tratamento abrangente edgewise. Uma arcada de retração pode ser utilizada para fechar o espaço retraindo os incisivos superiores. Esta arcada também fornece a intrusão necessária que muitas vezes deve preceder a retração dos dentes anteriores.

A arcada utilidade de retração é utilizada menos frequentemente na mandíbula. Pode ser colocada, no entanto, em pacientes com mordida cruzada anterior dentoalveolar com alguma inclinação e espaçamento dos incisivos mandibulares.

Fabrico

O arco de utilidade de retração é formado como o arco de utilidade de intrusão. A única diferença é que o laço é incorporado neste arame de arco.

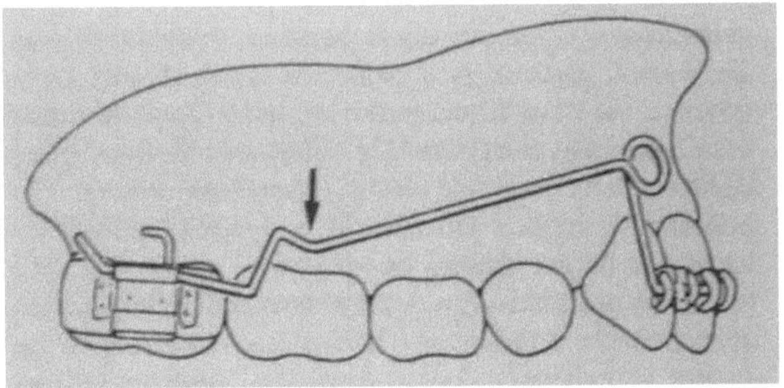

Fig. 7.55 .A. Arco utilitário de retração

Ativação

Tal como acontece com o arco utilitário de intrusão, existem dois tipos possíveis de ativação. Primeiro, o fio é puxado 3-5 mm posteriormente com um alicate Weingart e depois dobrado para cima num ângulo. Em segundo lugar, é utilizada uma dobra em empena direccionada oclusalmente no segmento vestibular para produzir a intrusão.

Arco utilitário de protracção [46]

O arco utilitário de protracção pode ser utilizado para proclinar e intruir incisivos maxilares e mandibulares. Na dentição permanente, este tipo de arco é normalmente usado para proclinar e intruir os incisivos superiores em pacientes de classe II divisão 2, especialmente naqueles com uma sobremordida de impacto. Este arco é usado para fornecer espaço entre os incisivos superiores e inferiores para permitir a colocação de braquetes na arcada dentária mandibular. O arco utilitário de protracção também é utilizado durante a fase ortodôntica pré-cirúrgica do tratamento para descompensar a posição dos incisivos maxilares em pacientes submetidos a um avanço mandibular.

Fabrico

É fabricado como o arco utilitário de retração. A única diferença está na formação da ansa (Fig. 7.55.B).

Ativação

Quando o arco de utilidade de protracção é passivo, o segmento anterior fica cerca de 2-3 mm anterior à sua posição final nos brackets dos incisivos. Amarrar o segmento anterior da arcada de utilidade nos braquetes produz a força protrusiva.

O arco de protrusão é reativado removendo o segmento anterior dos brackets, dobrando o passo vertical posterior para a frente de 90^0 para 45^0 e recolocando o fio do arco no bracket. Podem ser feitos outros ajustes nas etapas verticais anterior e posterior para produzir mais ativação.

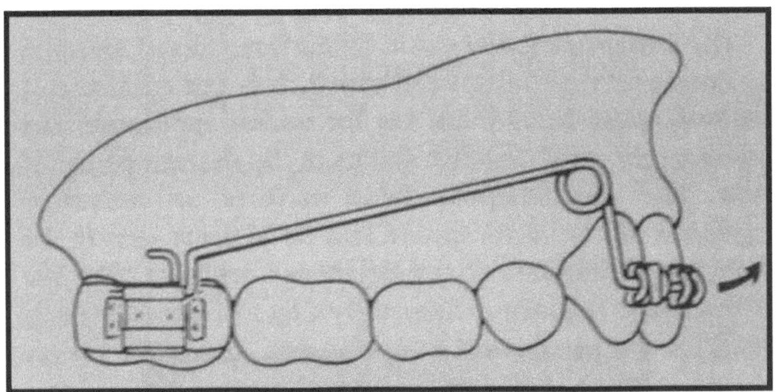

Fig.7.55.B. Arco utilitário de protracção

Arco de intrusão de Mulligan

O arco de utilidade de Mulligan[47] ou aparelho 2 x 4 é utilizado para a intrusão de incisivos e extrusão de molares em casos de mordida profunda. O fio utilizado é de aço inoxidável redondo de 0,016". A ranhura do bracket é de 0.022 x 0.025". Todos os brackets são nivelados e verticalizados com os fios iniciais. De seguida, o fio redondo de aço inoxidável de 0,016" é colocado no encaixe. O fio do arco é apertado firmemente para trás, distal aos molares. As dobras para trás ou dobra em 'V' são dadas ao fio do arco para ação intrusiva nos incisivos e ação extrusiva nos molares (Fig. 7.56).

A ponta para trás produz forças intrusivas ligeiras nos incisivos. Nos casos de pacientes em crescimento, a força intrusiva deve ser ligeira para manter os incisivos nas suas posições. Em pacientes adultos com mordida profunda, é utilizada uma força intrusiva mais pesada para a intrusão dos anteriores.

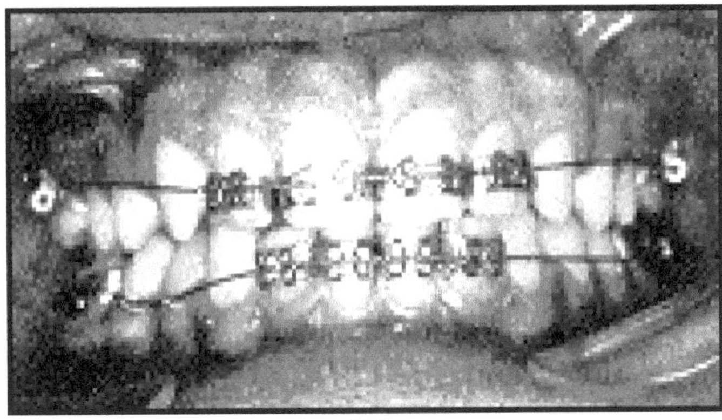

Intrusão e retração simultâneas

Conceção de aparelhos

O fio K-SIR (Kalra simultaneous Intrusion and Retraction) dado por Varun Kalra[48] é uma modificação da mecânica de alças segmentadas de Burstone. É um arco TMA contínuo de 0.019" x 0.025" com anéis em U fechados de 7mm x 2mm nos locais de extração (Fig. 7.57).

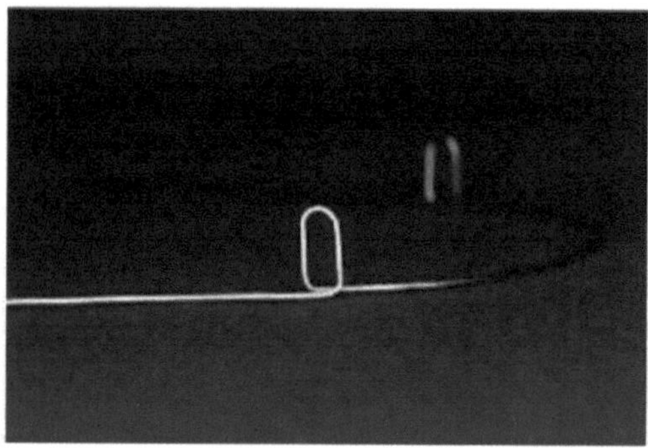

Fig.7.57. Fio de arco K-SIR: fio de arco TMA .019'x.025' com laços em U fechados com 7mm de comprimento e 2mm de largura

Para obter o movimento corporal e evitar a inclinação dos dentes para os espaços de extração, é colocada uma curva em V de 90^0 no fio do arco ao nível de cada ansa em U (Fig. 7.58). Esta curva em V, quando centrada entre o primeiro molar e o canino durante o encerramento do espaço, cria dois momentos iguais e opostos para contrariar os momentos causados pelas forças de ativação das alças de encerramento.

Uma dobra em V de 60^0 localizada posteriormente ao centro da distância entre braquetes produz um momento maior no sentido horário no primeiro molar, o que aumenta a ancoragem do molar, bem como a intrusão dos dentes anteriores (Fig. 7.59).

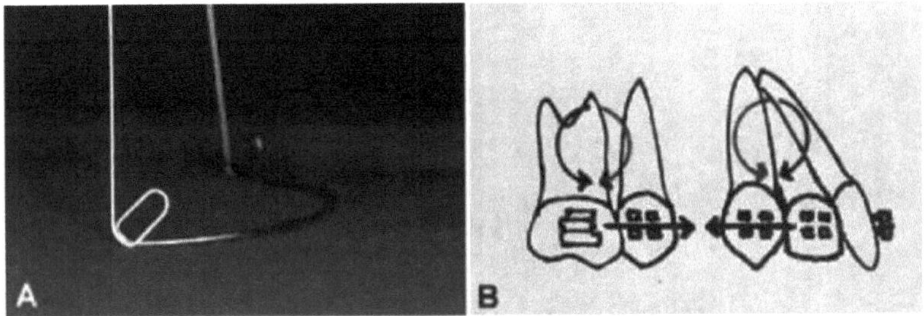

Fig 7.58 A. Curvas de 90° colocadas no fio do arco ao nível do laço em U. B. A curva em V de 90° centrada cria dois momentos iguais e opostos (vermelho) que contrariam os momentos de inclinação (verde) produzidos pela força de ativação.

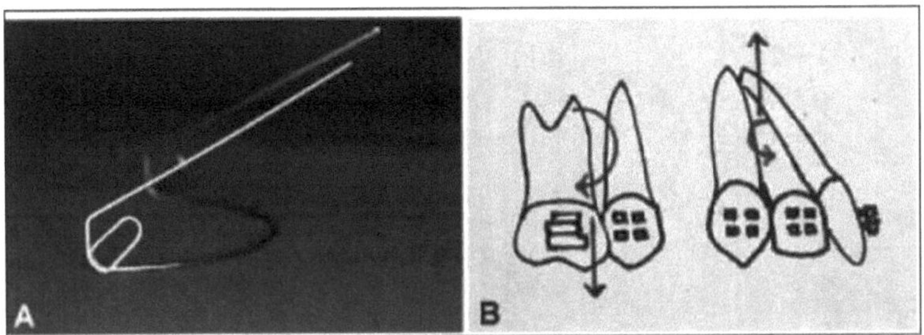

Fig 7.59: A. Arco com curva em V descentrada de 60 graus colocada cerca de 2 mm distal à ansa em U. B. A curva em V descentrada cria um momento maior no molar, aumentando a ancoragem do molar e a intrusão dos dentes anteriores.

Para evitar que os segmentos vestibulares rolem mesiolingualmente devido à força produzida pela ativação da ansa, é colocada uma dobra anti-rotação de 20^0 no fio do arco imediatamente distal a cada ansa em U (Fig. 7.60).

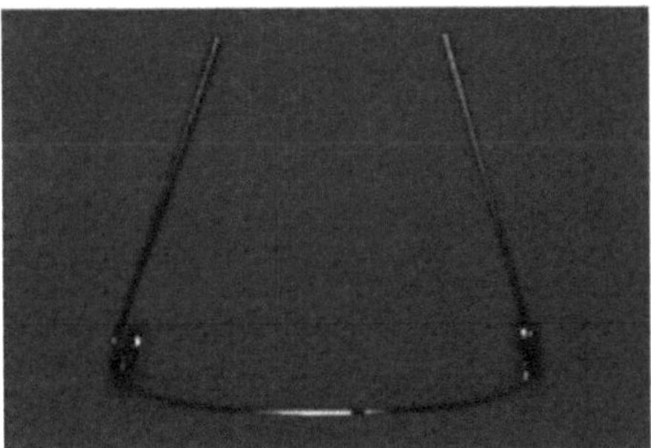

Fig. 7.60: Curvas anti-rotacionais de 20° colocadas no fio do arco imediatamente distal à ansa em U.

Ativação

Uma ativação experimental do arco é realizada fora da boca (Fig. 7.61). Esta ativação experimental libera o acúmulo de tensão da dobra do fio e, assim, reduz a severidade das dobras em V. Entretanto, a forma do arco deve ser mantida nas ativações subseqüentes das alças.

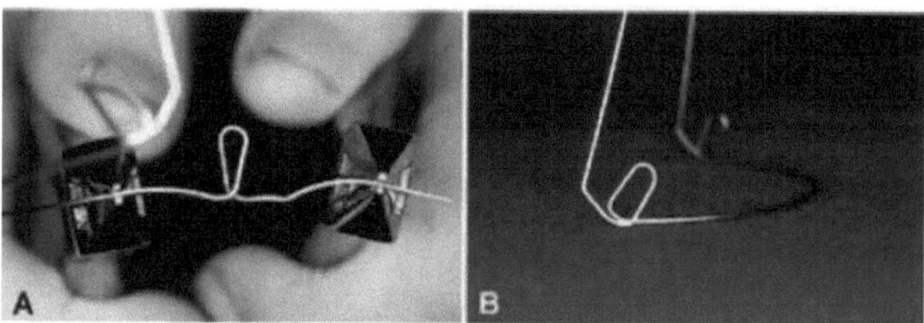

Fig. 7.61: A. Ativação experimental realizada em cada laçada. B. Fio do arco após ativação experimental.

Após a ativação experimental, a posição neutra de cada laço é determinada com as pernas estendidas horizontalmente. Na posição neutra, a ansa em U terá cerca de 3,5 mm de largura. O fio do arco é inserido nos tubos auxiliares dos primeiros molares e encaixado nos seis brackets anteriores. É ativado cerca de 3 mm, de modo a que as pernas mesial e distal das anilhas fiquem ligeiramente afastadas.

Os segundos pré-molares são contornados para aumentar a distância entre os braquetes entre as duas extremidades da fixação. Isto permite ao clínico utilizar a mecânica da dobra em V descentrada.

Quando as alças são activadas pela primeira vez, os movimentos de inclinação gerados pela força de retração serão maiores do que os movimentos opostos produzidos pelas curvas em V do fio. Isto irá inicialmente causar uma inclinação controlada dos dentes para os locais de extração. À medida que a força diminui, a relação momento/força aumentará para causar primeiro o movimento corporal e depois o movimento radicular dos dentes. O arco não deve, portanto, ser reativado em intervalos curtos, mas apenas ao longo de seis a oito semanas até que todo o espaço tenha sido fechado.

O fio de arco fica normalmente colocado durante quatro a cinco meses.

Controlo da força reactiva

As dobras em V fora do centro geram uma força extrusiva nos molares, o que geralmente é indesejável. Uma das chaves para apresentar efeitos colaterais indesejados de um aparelho é manter as forças reativas em um nível mínimo, enquanto exerce um nível ótimo de força nos dentes a serem movimentados.

O fio K - SIR (fig. 7.62) exerce cerca de 125 gramas de força intrusiva no segmento anterior e uma quantidade similar de força extrusiva distribuída entre os dois segmentos vestibulares, geralmente os primeiros molares permanentes e os segundos pré-molares, conectados por segmentos de fio TMA. A força de 125 gramas é eficaz para a intrusão dos dentes anteriores, enquanto a força extrusiva reactiva nos segmentos vestibulares é contrariada pelas forças de oclusão e mastigação.

Outra forma de reduzir os efeitos da força reactiva é adicionar dentes à unidade de ancoragem. A inclusão do segundo molar também aumentará a ancoragem na direção ântero-posterior. Se for necessária ainda mais ancoragem para resistir tanto ao movimento anterior como à força extrusiva nos segmentos vestibulares, pode ser adicionado aos molares um aparelho extrabucal de tração alta. As extremidades do fio são apertadas para trás.

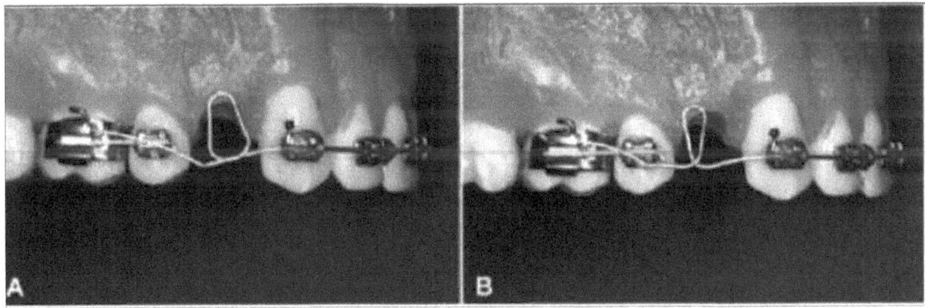

Fig7.62: Arco A.K-SIR em posição antes de ser cimentado. O primeiro molar e o segundo pré-molar estão ligados por um segmento de fio TMA 0.19 "x0.025". B. Arco cingido para trás para ativar a ansa cerca de 3 mm, de modo a que as pernas mesial e distal estejam pouco separadas.

A principal indicação do fio K - SIR é para a retração dos dentes anteriores num paciente com extração de primeiros pré-molares, que tem sobremordida profunda e sobressaliência excessiva, e que necessita de intrusão dos dentes anteriores e ancoragem máxima dos molares. No entanto, o arco pode ser modificado para fechar espaços de extração em situações de ancoragem moderada e mínima com diferentes graus de sobremordida.

Devido à mecânica sem fricção utilizada para o fecho do espaço neste sistema e à presença da curva em V descentrada, que actua como uma curva de ancoragem, o controlo da ancoragem dos molares é excelente, mesmo sem arnês. O clínico está assim menos dependente da cooperação do paciente para obter um resultado bem sucedido numa situação de ancoragem máxima.

Porque a intrusão dos seis dentes anteriores ocorre ao mesmo tempo que a sua retração, e porque os caninos e incisivos são retraídos como uma unidade, o fio K-SIR encurta o tempo de tratamento em comparação com a mecânica edgewise convencional.

O arco de intrusão de Connecticut

O arco de intrusão de Connecticut (CTA) fornecido por **Ravindra Nanda** é fabricado a partir de uma liga de níquel-titânio para proporcionar as vantagens de memória de forma, retorno elástico e distribuição de força contínua leve[49] (Fig. 7.63).

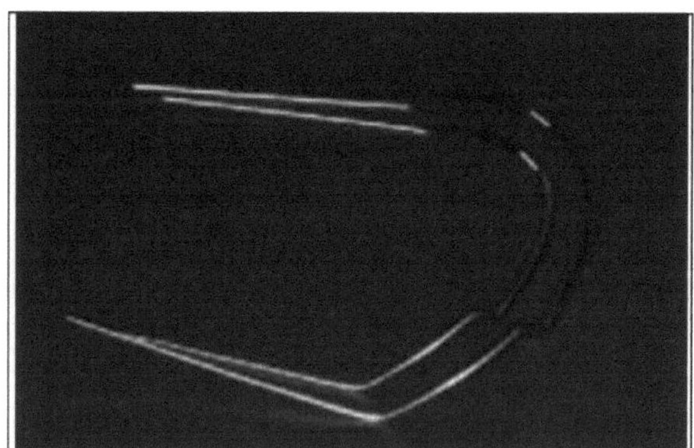

Fig. 7.63: Arcadas de intrusão de Connecticut maxilar e mandibular

Incorpora as características do arco de utilidade, bem como as do arco de intrusão convencional. O CTA é pré-formado com as curvas apropriadas necessárias para uma fácil inserção e utilização.

Estão disponíveis dois tamanhos de fio: 0,016" x 0,022" e 0,017" x 0,025". As versões maxilar e mandibular têm dimensões anteriores de 34 mm e 28 mm, respetivamente. E a dimensão posterior é de 22 mm no caso de não extração e de 15 mm no caso de extração em ambas as arcadas. O bypass, localizado distalmente aos diferentes comprimentos para acomodar casos de extração, não extração e dentição mista.

Nos molares superiores são utilizados tubos de molar triplos e nos molares inferiores são utilizados tubos de molar duplos. Um tubo auxiliar de 0,016" x 0,025" permite que o arco de intrusão de Connecticut seja utilizado em conjunto com outros fios. Pode ser adicionada uma barra transpalatina para manter a largura bucal ou para efeitos de ancoragem.

Mecânica

O mecanismo básico de aplicação de força do CTA é uma curva em V calibrada para aplicar aproximadamente 40 - 60 gm de força. Após a inserção, a curva em V fica imediatamente anterior aos braquetes molares. Quando o fio é ativado, resulta um sistema de força simples que consiste numa força vertical na região anterior e um momento na região posterior.

A intrusão do incisivo requer cerca de 50 gm de força dirigida apicalmente ao longo do centro de resistência. Embora o CTA esteja calibrado para este fim, pequenas diferenças na colocação podem alterar o sistema de força durante a ativação. O momento criado no molar também irá variar; de acordo com a quantidade de força nos incisivos multiplicada pela distância aos molares. Estas pequenas alterações podem ser medidas com um medidor de mola quando o arco é inserido e podem ser feitos os ajustes necessários para assegurar a aplicação correcta da força.

Pode esperar-se cerca de 1 mm de intrusão a cada seis semanas. É importante estar atento aos efeitos secundários nos molares e utilizar um aparelho extrabucal para contrariar estes efeitos e corrigir as posições das raízes dos molares conforme necessário (Fig. 7.64).

Uma arcada de intrusão pura teria um ponto de contacto nos incisivos. A inserção do fio nos braquetes dos incisivos, no entanto, tenderá a alargar os incisivos, o que pode ou não ser desejável. Durante a intrusão de incisivos alargados, o ponto de aplicação de força do CTA é anterior ao centro de resistência, o que irá alargar ainda mais os incisivos, a menos que o comprimento do fio entre os incisivos e os molares seja fixo. Um cinch-back apertado ou uma curvatura acentuada distal ao tubo molar, impedindo o deslizamento do fio para a frente, o que evitará o alargamento dos incisivos durante a intrusão e produzirá alguma retração dos incisivos durante o retorno do molar.

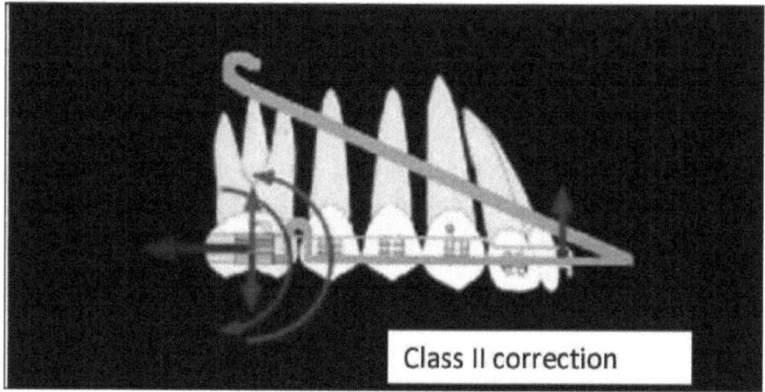

Fig7.64. Sistema de forças criado pelo CTA e pelo arnês de alta tração. O sistema de forças do CTA (vermelho) consiste numa força intrusiva nos incisivos, numa força extrusiva nos molares e num momento que inclina a coroa do molar para distal. A seta roxa representa a força distal combinada do CTA e do aparelho extrabucal sobre os molares.

O procedimento seguinte é utilizado para a intrusão de incisivos com CTA.

> Introduzir uma secção de arame no suporte do incisivo.

> Escolha a CTA adequada.

> Experimente no CTA para determinar o comprimento correto.

> Cortar o excesso de arame que sobressai dos tubos dos molares, deixando 3 mm de cada lado para as dobras para trás.

> Inserir as pernas posteriores diretamente nos tubos auxiliares dos molares.

> Fixar o CTA no segmento anterior entre os incisivos centrais.

Fio de abertura da mordida e de fecho do espaço

Este fio de arco é fornecido por Leonard Bernstein[50] . O objetivo deste arco é fornecer uma força para cima e para trás num movimento em forma de arco para os incisivos centrais e laterais superiores com força de retração ao mesmo tempo. Ao manter uma força de fecho distal nestes dentes, a força para cima e para trás que produz a abertura da mordida parece ser melhorada. Os braquetes de 0,018" com fios de 0,016, 0,018 e 0,016 x 0,022 são os mais utilizados.

Formação de arame de arco

Para formar este fio de arco, uma hélice de 2 - 3 mm é dobrada imediatamente distal ao incisivo lateral. As alças de fecho são sobrepostas a estas hélices na face vestibular. A parte inferior da ansa de fecho é virada horizontalmente à medida que atravessa o fio do arco. Uma dobra em baioneta é feita imediatamente distal à alça. O objetivo desta dobra em baioneta é compensar as três espessuras do fio para que as cúspides não sejam colocadas demasiado para vestibular. Quando necessário, são colocadas dobras de baioneta laterais inset e molares, bem como dobras para trás da ponta dos molares. Quando o arco completo é colocado numa superfície plana, deve haver uma curva de spee exagerada com o segmento incisivo arqueando para fora da horizontal (Fig. 7.65).

Assentamento do arame de arco

Quando o fio de arco completo é colocado nos brackets dos segmentos vestibulares, a porção incisal deve estar na gengiva cervical dos incisivos de controlo ou acima. A colocação é completada pelo encaixe do fio de arco nos braquetes dos incisivos. Por vezes, é necessário continuar para um arco mais pesado, utilizando o mesmo desenho, ou reativar o arco original.

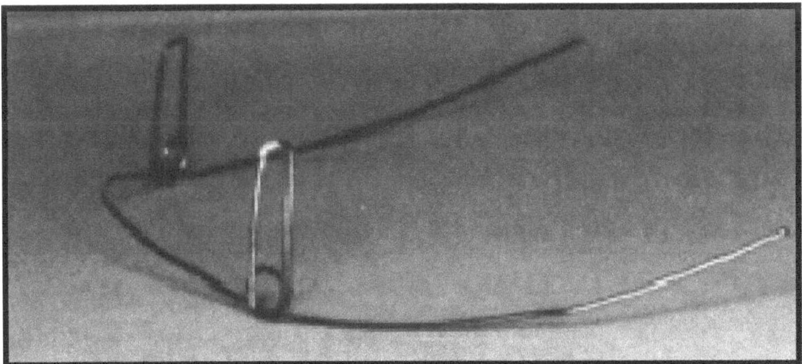

Fig.7.65 Arco de abertura da mordida e de fecho do espaço

Combinação Equiplan-quad helix

O Dr. J. M. S. Pato desenvolveu o aparelho em 1992, ligando um plano como o equiplan a uma quad helix ou a uma barra transpalatina[51] (Fig. 7.66). O expansor palatino é inserido nos tubos linguais das bandas dos primeiros molares ou soldado diretamente às bandas dos molares. O planas equiplan é fixado aos braços anteriores com acrílico ou diretamente às hélices anteriores da Quad helix.

A combinação equiplan - Quad Helix pode expandir o palato e abrir a mordida ao mesmo tempo através da intrusão dos dentes anteriores, extrusão dos dentes posteriores e desbloqueio do plano oclusal. Assim, pode resolver problemas de ATM e encurtar o tempo de tratamento.

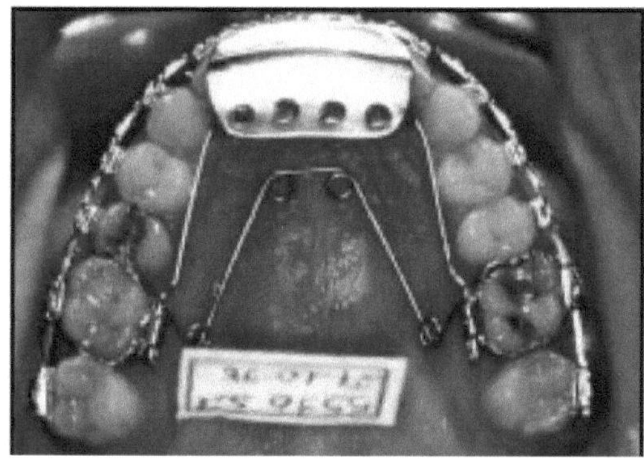

Fig. 7.66: Combinação de Equiplan e hélice quádrupla

O aparelho equiplan - quad Helix pode ser utilizado com sucesso em pacientes de qualquer idade com mordida profunda dentária, em pacientes em crescimento com mordida profunda esquelética. A sua principal vantagem é que o aparelho fixo Quad Helix expande o palato ao mesmo tempo que o plano oclusal é desbloqueado, de modo a que os movimentos ortodônticos possam ser realizados sem interferência.

Correção da mordida profunda em simultâneo com o encerramento do espaço anterior através de uma mecânica de laços

Existem vários tipos de anéis que são utilizados no procedimento de encerramento de espaços, simultaneamente, pode ser aplicada uma força vertical para intruir os dentes anteriores e para extruir os dentes posteriores. Entre eles, o laço em T é o mais utilizado.

Laço T[66]

O T-loop tem sido sugerido como um mecanismo para controlar o movimento de ancoragem durante o fechamento do espaço de extração; o T-loop opera produzindo momentos diferenciais entre os segmentos anterior e posterior. O movimento desejado do dente pode ser alcançado mudando a angulação das curvas de pré-ativação, alterando as dimensões da mola ou mudando a posição do T-loop, sem necessidade de procedimentos adicionais como a implantação de TAD.

Quando uma mola de retração é usada, dois momentos controlam as forças verticais e de ancoragem. O momento alfa produz o movimento distal da raiz dos dentes anteriores, enquanto o momento beta produz o movimento mesial da raiz dos dentes posteriores (Fig. 7.67). Nos pacientes em que a raiz do canino tem uma inclinação mesial, deve ser utilizada uma mola de retração segmentada em TMA de 0,17" x 0,25" para distalizar a raiz. A ansa em T é encaixada no tubo auxiliar do molar e do canino e activada aproximadamente 30 a 40 graus (perna Alfa) para proporcionar um momento de verticalização ao canino. O segmento é então apertado tanto anterior como posteriormente para proporcionar uma força de constrangimento de modo a que ocorra um movimento distal da raiz do canino em vez de um movimento mesial da coroa do canino. Isto também causa uma força extrusiva no molar[71] .

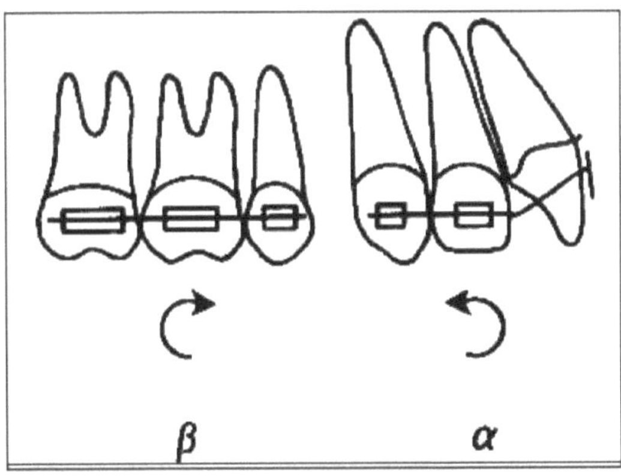

Se o momento beta for maior que o momento alfa, a ancoragem é aumentada pelo momento da raiz mesial do segmento posterior, e há uma força intrusiva líquida nos dentes anteriores. Se o momento alfa é maior, a ancoragem do segmento anterior é aumentada, e há uma força extrusiva líquida no segmento anterior. Se os momentos alfa e beta são iguais em magnitude, nenhuma força vertical é gerada (fig. 7.68).

O posicionamento fora do centro produziu um diferencial de momento. O momento mais elevado estava associado à fixação mais próxima do centro da mola (ou seja, uma mola posicionada mais anteriormente produzia um momento alfa mais elevado, enquanto uma mola posicionada mais posteriormente produzia um momento beta mais elevado).

Independentemente das magnitudes iniciais dos momentos alfa e beta, mudanças na magnitude ocorrerão durante a retração. Quando os dentes anteriores são retraídos, a magnitude do momento alfa diminui mais rapidamente do que a do momento beta, melhorando a ancoragem posterior. Além disso, como o momento beta torna-se relativamente maior, há uma maior força intrusiva nos dentes anteriores e uma maior força extrusiva nos dentes posteriores.

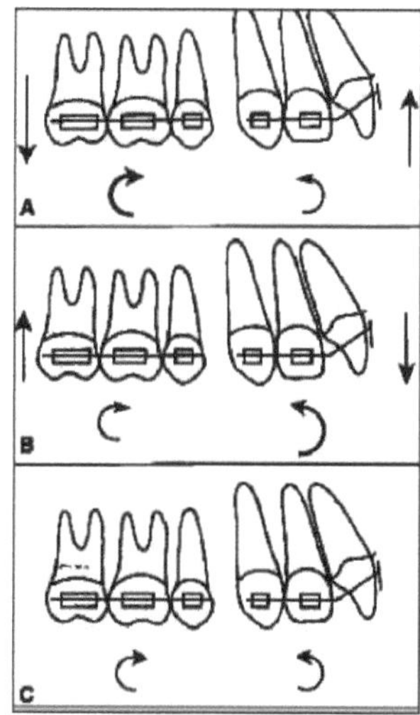

Fig.7.68. A. Momento beta maior que o momento alfa, produzindo força intrusiva

126

líquida nos dentes anteriores e força extrusiva nos dentes posteriores. B. Momento alfa maior que o momento beta, produzindo uma força intrusiva líquida nos dentes posteriores e uma força extrusiva nos dentes anteriores. C. Momentos alfa e beta iguais, não produzindo qualquer componente vertical da força

Arco em "T" assimétrico[65]

O fio assimétrico em "T", um sistema feito de TMA .019 x .025" (suportes .022") e TMA .017 x .025 (suportes .018") provou ser eficaz na obtenção de intrusão e retração simultâneas dos incisivos. Este fio assimétrico em "T" tem uma ansa que é colocada distalmente aos incisivos laterais superiores. O laço pode ser ativado intra-oralmente para os múltiplos ajustes como, intrusão e retração dos incisivos, ou para aumentar o torque durante a retração.

Para dobrar a ansa num fio TMA pré-formado, utilize a ponta arredondada de um alicate de bico de pássaro pequeno e cónico ou de um alicate ótico pequeno.

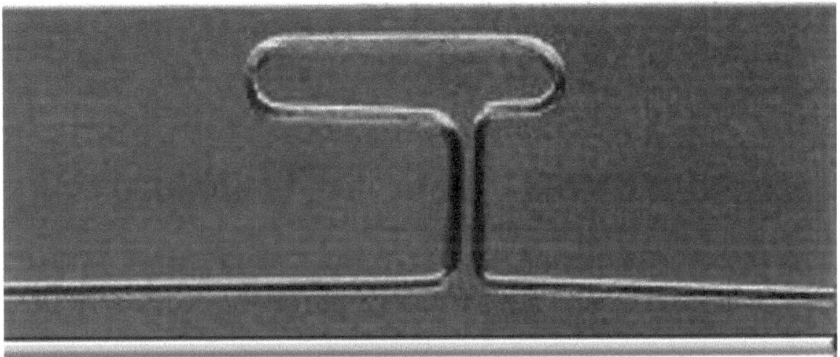

Fig.7.69. Arco de ansa em T assimétrico feito de fio TMA, com passo vertical de 5 mm, ansa anterior de 2 mm e ansa posterior de 5 mm

O alicate ótico produz um laço mais compacto. A utilização da ponta arredondada evita que o fio seja cortado, o que com a TMA pode resultar em fratura. A TMA é suficientemente resistente para não se torcer, mesmo quando se dobra um fio retangular à volta da ponta cónica do alicate.

A porção vertical da alça deve ser de 5mm, a alça anterior de 2mm e a alça posterior de 5mm.Fig. 7.69. O arco deve ter uma curva reversa exagerada de Spee e uma forte rotação distal dos molares. Dobrar a ansa ligeiramente para dentro para evitar irritação da bochecha, e curvar as extremidades distais do fio do arco para fora para permitir uma fácil inserção num tubo molar pré-rotacionado Fig 7.69. Aparar as extremidades curvadas após a colocação final e ativação do fio.

Pré-ativação da ansa T[67]

Para uma inclinação controlada do canino, o T-loop de retração do canino pode ser utilizado no estado passivo com apenas uma dobra beta para manter a ancoragem posterior. Isto será suficiente para retrair o canino com o centro de rotação no ápice da raiz.

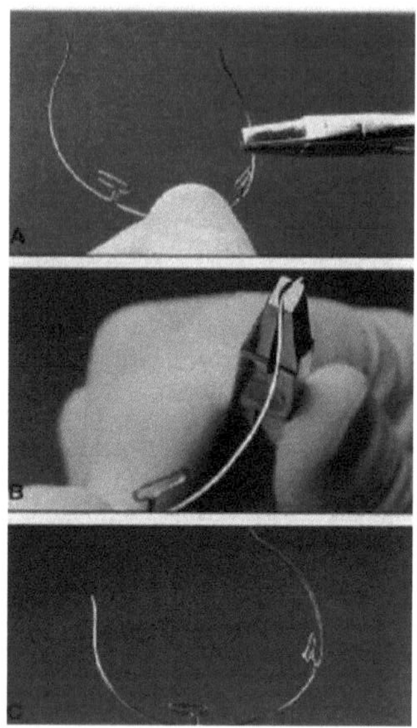

Fig 7.69 Curvar a extremidade distal do fio de arco

Para manter a posição anterior-posterior da unidade de ancoragem (segmento vestibular), o T-loop deve ser colocado em posição alfa para tirar partido do momento de ativação incorporado no T-loop.

As curvas de primeira ordem são colocadas como torção em ambas as pernas verticais do laço em T. A base do laço em T é mantida com um alicate n.º 139 e, com o alicate Howe a segurar a outra extremidade da perna vertical, é rodada cerca de 90 graus para cada perna vertical (Fig. 7.70 A e 7.70 B).

O momento anti-rotação total antes da ativação é então de 180 graus.

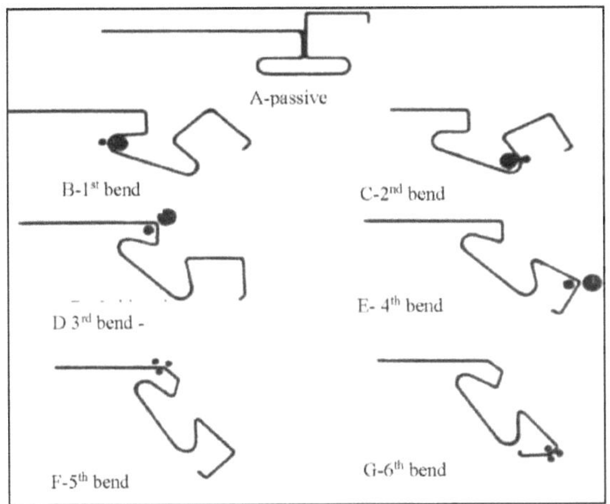

Fig7.70.A. Curvas de pré ativação

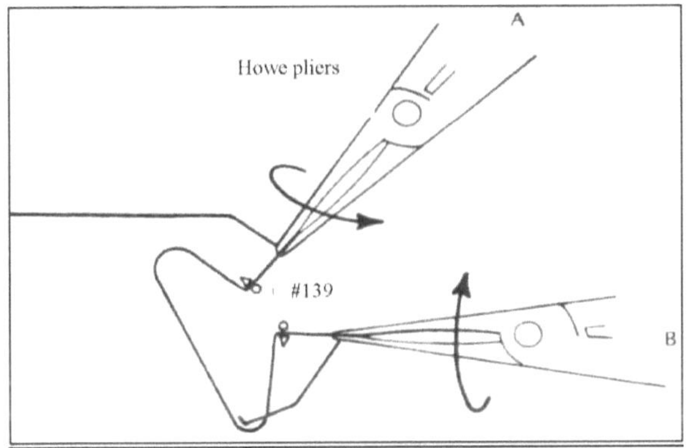

Fig 7.70.B Utilização de um alicate para a dobragem de pré-ativação

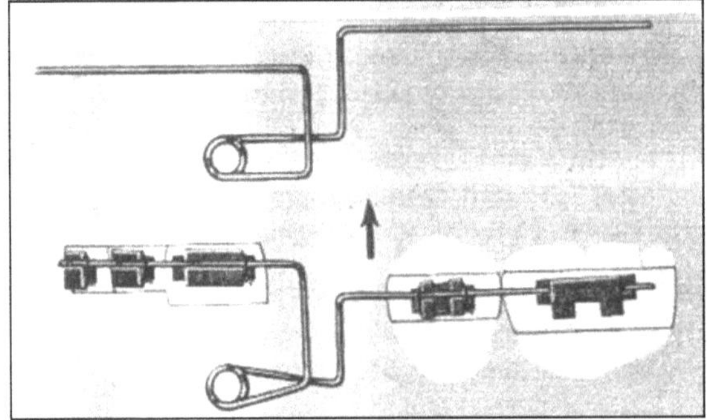

Fig 7.71Mola de laço horizontal

Circuitos de fecho/Ciclo de contração

É usado para fechar espaços em áreas isoladas no arco. Alterando o plano de duas secções horizontais do fio da arcada, provenientes dos braços da ansa helicoidal, pode ser utilizado para intruir dentes anteriores e extruir dentes posteriores enquanto o comprimento da arcada está a ser reduzido (Fig. 7.7).

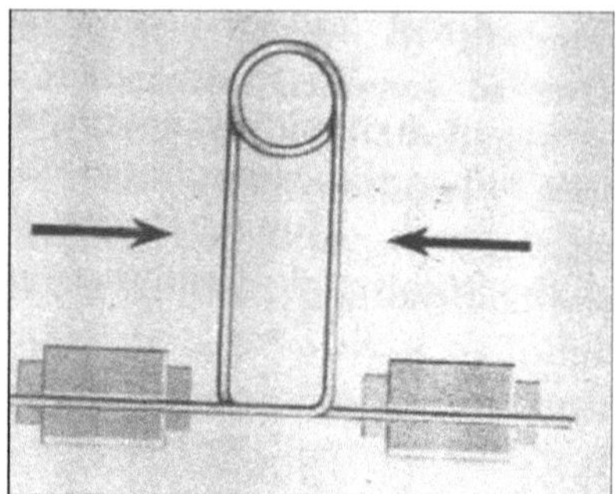

Fig 7.72 Circuito de fecho

Anel de cogumelos

A ansa em forma de cogumelo com contornos transmite uniformemente as forças de e para os segmentos anterior e posterior, criando uma força contínua para o movimento ao longo do tratamento. São necessários ajustes mínimos, uma vez que os atributos de memória do fio proporcionam um fecho previsível do espaço nas direcções horizontal, transversal e vertical.

Para aumentar ou diminuir o torque do incisivo, criar uma dobra no lado mesial da ansa. Para um controlo crítico da ancoragem, dobrar a perna posterior da ansa na gengiva, para promover o retorno da ponta distal. Fig. 7.73

Os laços podem ser abertos e abertos para retração ou podem ser utilizadas molas auxiliares ou elastómeros para retração.

Versatilidade

Utilizado para uma variedade de aplicações, através do seu avançado material de liga com memória especial e da forma melhorada da alça TM, o CNA Beta III Mushroom Loop aumenta significativamente a eficiência do fecho do espaço, intrusão anterior, retração e envolvimento elástico. Este fio pode ser manipulado nos segmentos anterior ou posterior independentemente ou em uníssono para criar os movimentos desejados.

Conceção

O CNA Beta III Mushroom Loop é fabricado numa liga avançada de titânio Beta III, sem níquel, que se dobra de forma semelhante ao aço inoxidável, mantendo as suas propriedades super elásticas de "memória". Estas propriedades únicas promovem o movimento do corpo e fornecem uma força consistente, minimizando assim os ajustes.

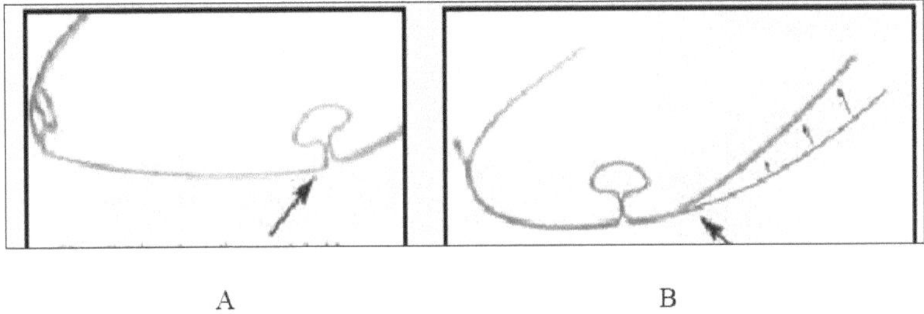

fig. 7.73 A variar a curvatura do lado mesial da ansa para aumentar ou diminuir o torque incisivo B. Variar a curvatura do lado distal das ancas para promover a inclinação distal do molar para trás

Mini-implante

Os mini-implantes ortodônticos revolucionaram a ancoragem ortodôntica e a biomecânica, tornando a ancoragem perfeitamente estável. Os mini-implantes têm sido usados para intruir incisivos desde 1983, quando Creekmore e Eklund relataram o uso de um implante metálico para corrigir uma sobremordida profunda. Colocaram um parafuso cirúrgico de vitallium logo abaixo da espinha nasal anterior e utilizaram um fio elástico para elevar os incisivos centrais superiores em cerca de 6 mm e incliná-los 25° para labial, sem infeção, dor ou outras complicações decorrentes do parafuso. Porém, advertiram que o uso generalizado da técnica seria prematuro. Em 1997, Kanomi relatou que a intrusão dos dentes anteriores da mandíbula num paciente com sobremordida profunda foi obtida com o uso de um parafuso de 6 mm de comprimento e 1,2 mm de diâmetro. Recentemente, Ohnishi et a apresentaram um caso de sobremordida profunda tratado com um mini-implante através da intrusão dos incisivos superiores, o que também melhorou o sorriso gengival.

Kim et al (2006) também corrigiram a mordida profunda de um rapaz, com 10,5 anos de idade, com uma relação molar de Classe II com sorriso gengival e apinhamento anterior, utilizando um implante de 1,6 mm x 6,0 mm[69] (Fig. 7.74).

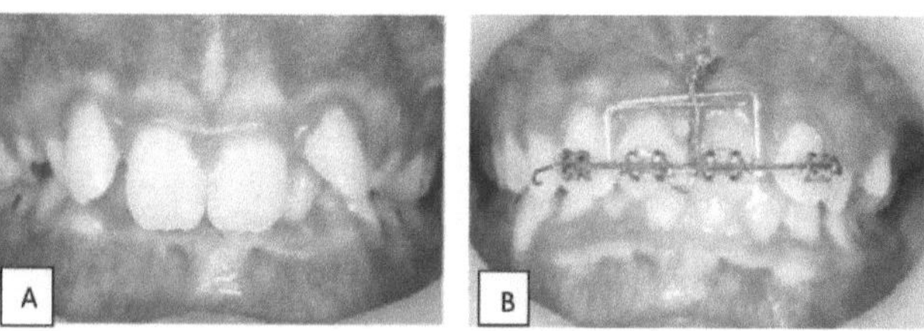

Fig 7.74 A. Pré-tratamento (A) e pós-tratamento (B) de mordida profunda após 6 meses de correção com mini-implante.

Arco lingual

Uma arcada lingual simples com uma corrente elastomérica ligada a botões linguais nos incisivos ultrapassa os problemas das arcadas seccionais e completas, criando vectores de força descendentes iguais que passam por trás dos centros de resistência dos quatro incisivos[52] .

Conceção de aparelhos

Um arco lingual inferior de 0,036" é soldado às bandas dos primeiros molares. A extensão distal forma um apoio oclusal nos segundos molares para evitar a inclinação distal dos primeiros molares quando os incisivos são intruídos.

Quatro correntes elásticas são presas à ponte anterior da arcada lingual com a pinça mosquito (Fig. 7.75). Se a intrusão for o objetivo principal e os dentes já estiverem bastante direitos, as correntes elásticas devem sair da arcada lingual no lado labial (Fig. 7.76).

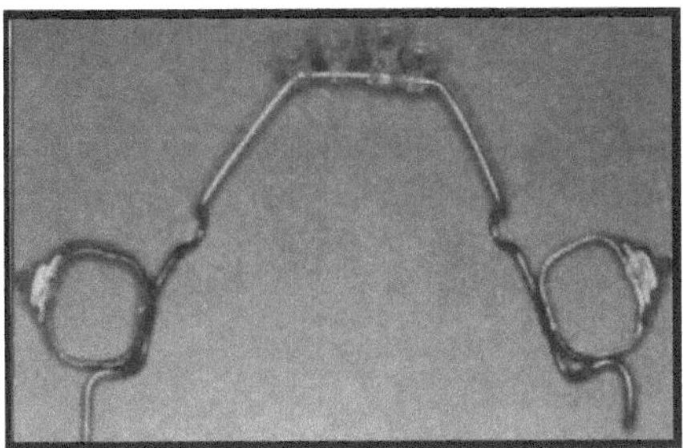

Fig.7.75. Arco lingual com cadeia elastomérica

Se a prioridade for retroclinar os incisivos inferiores, a cadeia deve sair pelo lado lingual. Isto reduzirá o risco de os ápices radiculares colidirem com o córtex alveolar.

Após a cimentação da arcada, os elásticos são esticados até quatro botões linguais nos incisivos inferiores. Estes devem ser colados o mais longe possível da margem gengival para facilitar a intrusão.

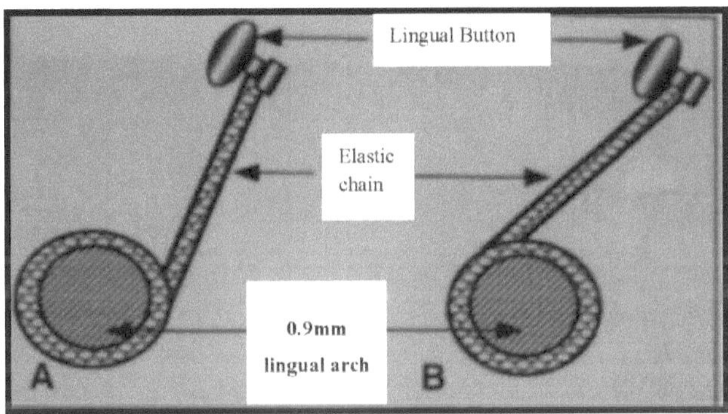

Fig.7.76. Cadeia elástica no lado lingual e labial do arco lingual

Aparelho fixo lingual

O efeito do plano de mordida do aparelho lingual pode ajudar o ortodontista a resolver casos graves de mordida profunda com muito pouco esforço (Fig. 7.78). O plano de mordida anterior superior determina a grande diferença entre a técnica lingual e a labial, especialmente quando se utilizam braquetes linguais de 7ª geração da Kurz-Ormco™. Esta mordida permitirá a intrusão dos incisivos e uma extrusão limitada dos molares. O controlo diferente de dois movimentos pode ser conseguido com sistemas de ancoragem adicionais, tais como barras transpalatais.

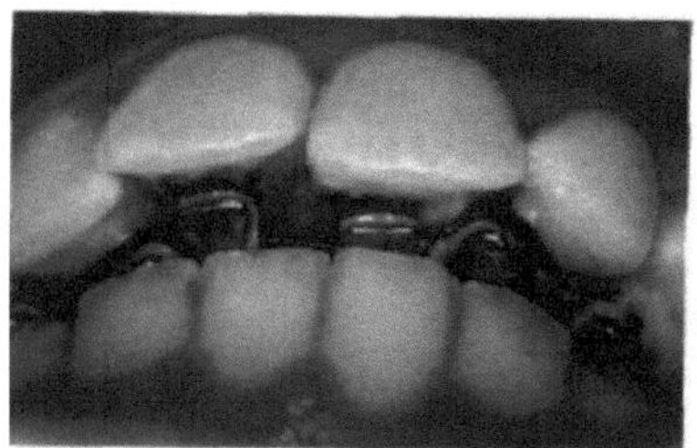 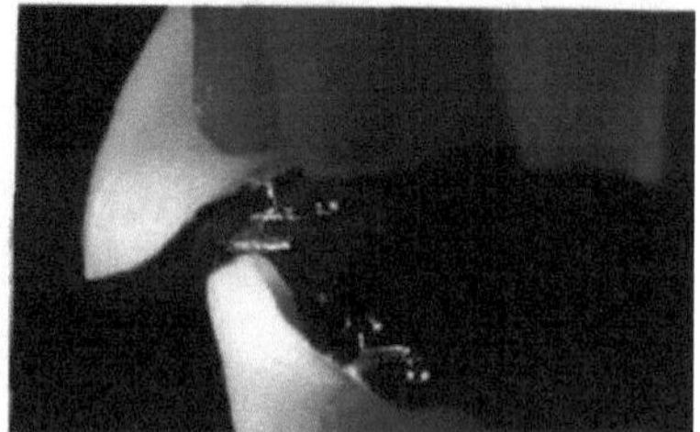

Fig.7.78. Efeito do plano de mordida do aparelho lingual

Arco superior

Quando se utiliza a mecânica lingual, os incisivos maxilares são melhor intruídos ao longo do seu longo eixo na área mais larga do processo alveolar, porque o ponto de aplicação da força está mais próximo do longo eixo através do centro de resistência dos incisivos.

Se as pontas das raízes estiverem para a frente e as coroas inclinadas lingualmente (como na má oclusão de classe II divisão 2) a intrusão deve, no entanto, ser controlada porque o ponto de aplicação da força distal ao eixo que passa pelo centro de resistência dos incisivos e isto aumenta a inclinação lingual da coroa e depois efectua a intrusão. Segue-se uma análise do efeito de uma força intrusiva nas faces lingual e labial dos incisivos superiores em casos de inclinação normal, lingual ou labial (fig. 7.79)

Inclinação normal

Em incisivos normalmente inclinados, uma força vertical de 40 gm aplicada no lado labial a 7 mm do CR (centro de resistência), produziu um momento anti-horário de 280 g mm. A mesma quantidade de força vertical aplicada no lado lingual a 1 mm do CR produz o momento anti-horário de 40 g mm (Fig. 7.80)

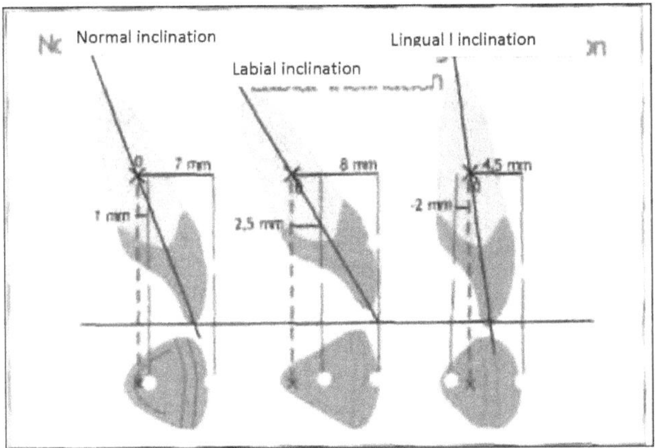

Fig.7.79. Distância dos pontos de aplicação das forças em relação ao centro de resistência no plano vertical. (Retirado de Scuzo e kutto, Invisible orthodontic).

Inclinação labial

No caso de incisivos inclinados para a vestibular, uma força vertical de 40 g aplicada na face vestibular ou a 8 mm do CR produz um momento anti-horário de 320 g mm (8 mm x 40 g = 320g mm). A mesma quantidade de força vertical aplicada no lado lingual, a 2,5 mm do CR (no plano horizontal), produz um momento anti-horário de 40 g mm (2,5 mm x 40 g = 100 g mm) (Fig. 7.81).

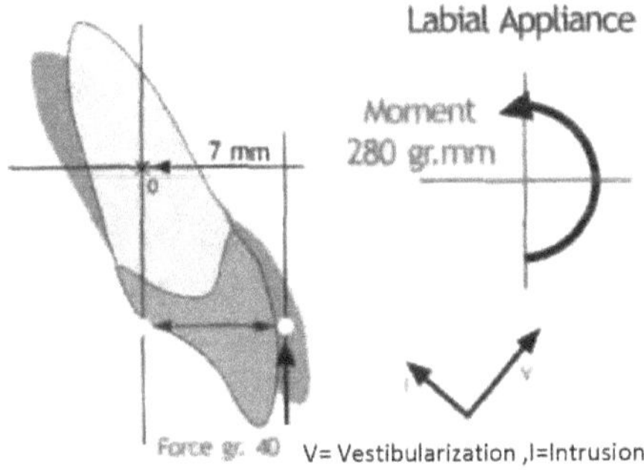

135

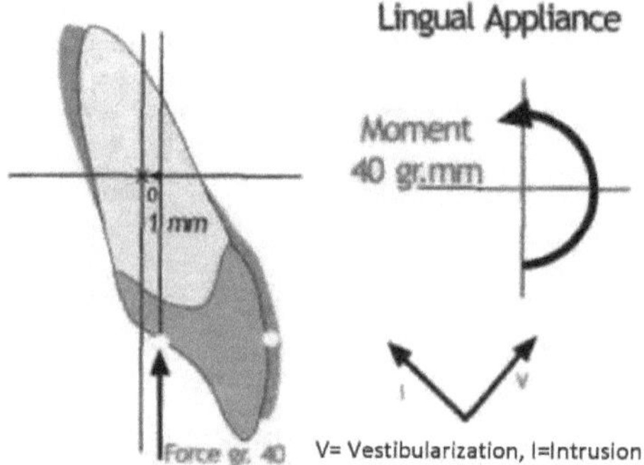

Fig.7.80. Inclinação normal (Retirado de Scuzo e kutto .Invisible orthodontic).

Inclinação lingual

No caso de incisivos com inclinação lingual, uma força vertical de 40 g aplicada na face vestibular, a 4,5 mm do CR (no plano horizontal), produz um momento anti-horário de 180 g mm (4,5 mm x 40 g = 180 g mm).

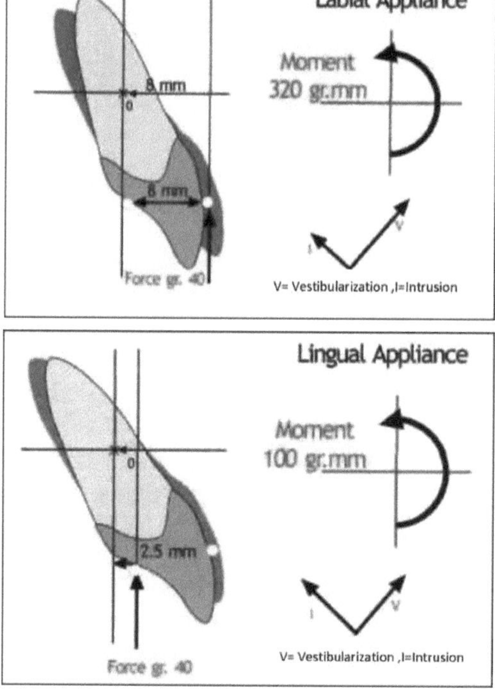

Fig.7.81. Inclinação labial (Retirado de Scuzo e kutto .Invisible orthodontic).

A mesma quantidade de força vertical aplicada no lado lingual, a - 2 mm do CR (no plano horizontal), produz um momento horário de menos 80 g mm (Fig. 7.82).

Arco inferior

Na arcada inferior, a ranhura lingual do braquete está mais próxima do eixo que passa pelo centro de resistência, nos incisivos inferiores normalmente inclinados, em comparação com a ranhura do lado vestibular. Por esse motivo, durante a fase de nivelamento do tratamento, a aplicação lingual da força permite uma intrusão mais fácil, associada a uma menor inclinação vestibular da coroa, em comparação com a aplicação vestibular da força (Fig. 7.83).

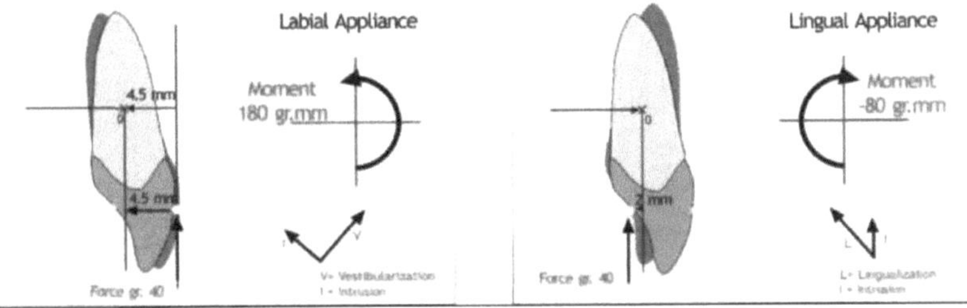

Fig. 7.82 Inclinação lingual na arcada superior

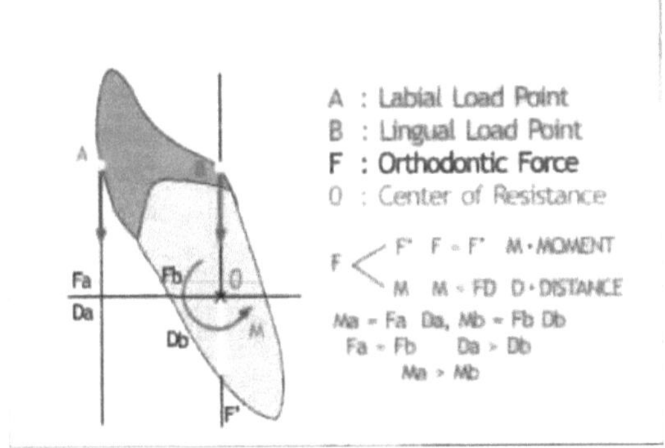

Fig. 7.83 Ponto de aplicação da força na arcada inferior, na lingual e na vestibular

Ímanes

A força magnética é uma alternativa valiosa aos sistemas de força tradicionais utilizados em ortodontia. Os ímanes utilizados em ortodontia são ímanes de samário-cobalto (SmCo) ou ímanes de alumínio-níquel-cobalto (AlNiCo). Os ímanes de samário-cobalto são mais utilizados do que os de alumínio-níquel-cobalto devido às suas propriedades superiores. São utilizados tanto no lado bucal como no lado lingual ou palatino, mas são normalmente utilizados no lado bucal (Fig. 7.84).

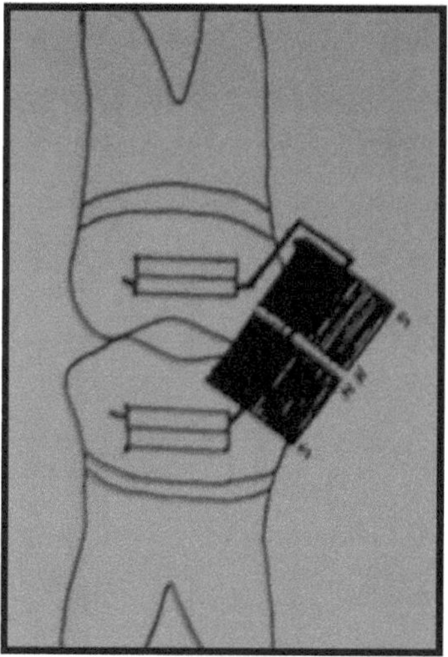

Fig.7.84. Ímanes de atração para abertura de mordidas

Certas propriedades físicas dos ímanes, que têm uma relação direta com a força gerada, são o produto energético, o espaço de ar, a configuração geométrica e o tamanho e a massa dos ímanes.

Quando apenas é necessário um controlo bidimensional, os ímanes podem ser utilizados para mecanismos intermaxilares em casos de mordida profunda. Os ímanes de atração podem extrudir os segmentos posteriores em casos de mordida profunda e resultar na abertura da mordida, bem como na movimentação mesiodistal dos dentes. Obviamente, a manipulação tradicional do arco irá gerar forças recíprocas iguais e opostas nos segmentos anteriores. No entanto, a extrusão magnética posterior também pode ser utilizada de forma independente, sem controlo do arco base, se a situação o exigir. A força gerada pode ser em média de 120 gramas, que pode ser controlada pelo operador através do ajuste dos espaços de ar[54] . Menos espaços de ar entre os ímanes geram mais força.

CAPÍTULO 11. CORRECÇÃO DA MORDIDA PROFUNDA COM ORTODONTIA E CIRURGIA

Planeamento do tratamento [55]

Pré-adolescentes com potencial de crescimento

Numa criança pré-adolescente com deficiência mandibular grave, o tratamento de modificação do crescimento deve certamente ser tentado. Numa criança com deficiência mandibular e mordida profunda anterior, a chave para o tratamento é eliminar as interferências dos incisivos, abrindo a mordida anteriormente e restringindo o crescimento da maxila para a frente, ao mesmo tempo que encoraja a mandíbula a crescer para baixo e para a frente.

Normalmente, são necessárias três fases de tratamento.

1. Alinhamento dos incisivos superiores.

2. Modificação do crescimento da mandíbula

3. Erupção diferencial dos dentes posteriores, em conjunto com o crescimento da mandíbula.

Adolescentes com potencial de crescimento questionável

Após o surto de crescimento na adolescência, o potencial de crescimento diminui vertiginosamente e, com isso, a probabilidade de uma modificação bem sucedida do crescimento também diminui. Pode ser muito difícil determinar o estado de crescimento de um doente, particularmente nos rapazes. Os doentes com um potencial de crescimento questionável em termos de magnitude e direção tornam-se um dilema de diagnóstico.

A melhor abordagem para um paciente deste tipo é discutir a gravidade dos problemas com o paciente e os pais, certificando-se de que eles compreendem que a cirurgia pode ser necessária e, em seguida, tentar um tratamento sem extração com modificação do crescimento. A experiência de 6 a 12 meses com essa abordagem de tratamento tornará claro o grau de mudança que é suscetível de produzir. A melhor decisão quanto à fase seguinte do tratamento, camuflagem com extracções ou cirurgia para avançar a mandíbula, baseia-se no conhecimento da resposta do crescimento.

Adultos com pouco ou nenhum potencial de crescimento

Embora o trabalho de Behrents tenha demonstrado que o crescimento lento da mandíbula continua na vida adulta, para todos os efeitos práticos, a modificação do crescimento deixa de ser uma possibilidade após a adolescência. A questão chave para um paciente mais velho com deficiência mandibular e mordida profunda anterior é, portanto, se a sobremordida excessiva pode ser corrigida ortodonticamente sem que o queixo gire muito para trás, o que é um julgamento estético.

Os limites para o movimento dentário ortodôntico são que é irrealista esperar que os incisivos superiores possam ser retraídos mais de 6 mm e os incisivos inferiores geralmente não podem ser movidos labialmente mais de 2 mm sem grande risco de instabilidade pós-tratamento. É difícil conseguir mais de 4 mm de abertura total da mordida por intrusão ou produzir mais de 2 mm de rotação para baixo da mandíbula num paciente que não tenha uma tendência de face longa. Assim, um adulto que tenha mais de 6 mm de sobremordida ou 8 mm de sobressaliência pode ser considerado candidato a cirurgia apenas com base nas relações dentárias, sem sequer considerar a estética facial. As limitações estéticas incluem as relações verticais e AP dente - lábio, além do efeito da rotação mandibular na proeminência do queixo.

Nos adultos, é importante decidir no início se a abordagem do tratamento será ortodôntica ou ortodôntico-cirúrgica. A razão é simples desde o início; o tratamento será bastante diferente com as duas abordagens. Serão necessárias extracções? Provavelmente sim com a ortodontia isolada, particularmente na arcada superior, mas talvez não na inferior; muitas vezes não com o tratamento cirúrgico - ortodôntico, talvez na arcada inferior, mas quase nunca na superior.

A previsão cefalométrica dos resultados de tratamentos alternativos é uma forma racional de decidir entre um tratamento ortodôntico ou ortodôntico-cirúrgico. Felizmente, é muito mais fácil prever os resultados quando o crescimento não é uma variável.

Planeamento do tratamento cirúrgico - ortodôntico

Abordagem cirúrgica

Em doentes com uma altura de rosto muito baixa, a rotação do queixo para cima e para a frente pode ocultar parcial ou mesmo totalmente a sua deficiência mandibular. Estes doentes podem necessitar que o seu queixo seja movido diretamente para baixo, mesmo assim, é necessário o avanço da mandíbula, caso contrário, o queixo iria inevitavelmente para trás à medida que fosse movido para baixo, porque a mandíbula iria rodar em arco.

É muito mais difícil aumentar permanentemente a altura anterior da face rodando a mandíbula nos côndilos do que rodá-la na região do corpo do crânio através de uma osteotomia do ramo. A primeira abordagem requer o alongamento dos músculos elevadores, porque a osteotomia do ramo permite que os músculos encurtem à medida que o queixo desce, mas os ângulos goniais sobem.

Também é provável que ocorra uma recidiva da correção da sobremordida após o avanço subapical da mandíbula, devido à forte musculatura nos pacientes com face curta. Uma razão para considerar o avanço subapical mandibular em vez de uma osteotomia do ramo é a tendência para estes pacientes terem um queixo proeminente em relação à sua dentição. Se a altura do rosto for apenas ligeiramente curta e a sobremordida não for um problema grave, a osteotomia subapical pode ser a solução ideal, mas se for necessária uma alteração vertical significativa, é necessária uma osteotomia do ramo.

Em casos de queixo proeminente, pode ser indicada a genioplastia de redução.

Abordagem ortodôntica

A abordagem ortodôntica é moldada pela necessidade de posicionar corretamente os incisivos maxilares e mandibulares no pré-cirúrgico, tanto no plano AP como no plano vertical do espaço. O local onde o ortodontista coloca os incisivos determinará não só o grau de avanço da mandíbula, mas também a altura da face após a cirurgia.

Nos doentes com mordida profunda existe quase sempre uma curva excessiva de spee na arcada inferior e, ocasionalmente, também uma curva inversa na arcada superior. É necessário nivelar esta curva de spee para obter uma boa oclusão.

Só há duas formas de o fazer

1. Intrusão dos incisivos,

2. Alongar os dentes posteriores, nomeadamente os pré-molares.

Uma vez que a maioria dos pacientes com deficiência mandibular necessita de altura facial adicional, a maioria deve ser nivelada por extrusão.

A posição antero-posterior dos incisivos superiores e inferiores também é uma consideração importante. Se os incisivos inferiores estiverem posicionados lingualmente em relação ao queixo, é melhor deslocá-los para a frente. Quanto mais os incisivos forem movidos para a frente, maior é a probabilidade de ocorrerem descolamentos gengivais, a menos que exista uma boa faixa de tecido aderente, pelo que pode ser necessário um enxerto gengival antes da ortodontia sem extração. Se os incisivos inferiores estiverem apinhados e bem posicionados ou protrusivos, será necessária a extração. Se os incisivos superiores estiverem extremamente salientes, pode ser necessária a extração dos pré-molares para ganhar espaço para a retração, mas isto é raro, mesmo quando existe algum apinhamento na arcada superior, sendo normalmente possível o tratamento sem extração. Algum espaço adicional é fornecido pela expansão lateral através dos pré-molares, que é necessária para acomodar a arcada mandibular quando esta avança. Assim, a extração dos pré-molares inferiores, mas não dos superiores, é um plano ortodôntico comum na preparação para o avanço mandibular.

Se a mandíbula for avançada mais do que alguns milímetros aquando da cirurgia, é quase inevitável uma tendência para a mordida cruzada posterior. A expansão ortodôntica da arcada maxilar pode corrigir este facto até certo ponto, mas não é realista esperar manter mais de 4 mm de largura intermolar aumentada. A expansão através da abertura da sutura palatina média geralmente requer assistência cirúrgica em pacientes após o final da adolescência.

Ortodontia pré-cirúrgica

Os objectivos da ortodontia pré-cirúrgica para estes pacientes são

1. Alinhar dentes irregulares.

2. Estabelecer a posição AP e vertical dos incisivos,

3. Estabelecer formas de arco compatíveis.

A abordagem preferida para o alinhamento depende do grau de apinhamento. Para a maioria dos pacientes, o fio inicial deve ser NiTi super elástico. Se houver um bom alinhamento inicial, um fio menos flexível é aceitável.

Para pacientes que serão tratados com nivelamento pós-cirúrgico, o segundo conjunto de fios de arco deve ser de aço de 0,016 polegadas, plano na arcada superior e com uma curva de spee acentuada em vez de reversa na arcada inferior. Uma sequência de fios de arco mais pesados, ainda mantendo a curva de spee na arcada inferior, é então utilizada para ganhar capacidade de arco e posicionar os dentes no plano de espaço AP.

Alguns pacientes necessitam de uma intrusão pré-cirúrgica dos incisivos inferiores e superiores para nivelar parcial ou completamente as arcadas. A única forma de obter uma intrusão significativa é com uma abordagem de arcada segmentada ou arcada de utilidade e é melhor utilizá-la desde o início.

Se os pré-molares inferiores foram extraídos, o espaço de extração deve ser fechado nesta fase. O culminar do tratamento ortodôntico pré-cirúrgico é a colocação de arcos que serão utilizados para estabilização durante a cirurgia.

Planeamento pré-cirúrgico final

No momento em que o ortodontista sente que o paciente está pronto para a cirurgia, são feitos registos completos. Não deve ocorrer mais nenhum movimento dentário após a realização dos registos, especialmente após as impressões para a cirurgia de modelo. Caso contrário, podem ocorrer erros de planeamento e os splints podem não encaixar corretamente. No mínimo, os fios estabilizadores da arcada devem ter sido colocados durante 24 a 48 horas antes de se efectuarem as impressões pré-cirúrgicas finais.

Antes da cirurgia, o cirurgião deve fazer uma previsão cefalométrica, utilizando a radiografia cefalométrica atual e completar a cirurgia modelo. Quando a cirurgia modelo é satisfatória para todas as preocupações, a tala cirúrgica é fabricada.

Cirurgia

As opções de tratamento cirúrgico em doentes com mordida profunda são[56] :

1. Ortodontia e genioplastia interposicional

2. Ortodontia e mandibuloplastia inferior onlay

3. Ortodontia e avanço mandibular

4. Ortodontia e avanço mandibular subapical total

5. Ortodontia e reposicionamento inferior da maxila e avanço mandibular

6. Ortodontia e cirurgia combinada maxilar e mandibular

Ortodontia e genioplastia inter-posicional

Certos indivíduos com face curta, submetidos a uma correção ortodôntica bem sucedida da sua má oclusão e que ainda possuem características faciais pouco atractivas, podem ser melhorados através da genioplastia interposicional. Esta técnica cirúrgica é aplicável a indivíduos com morfologia dentofacial de face curta e uma má oclusão de Classe II ou I, passível de terapia ortodôntica isolada. O procedimento cirúrgico para corrigir esta deformidade é uma genioplastia interposicional. Especificamente, esta técnica aumenta a altura do terço inferior da face, suaviza a prega labiomental profunda e reduz o pogónio proeminente. Nenhuma tentativa é feita para alterar a oclusão cirurgicamente (fig. 7.85).

Ortodontia e mandibuloplastia inferior onlay

Ocasionalmente, um indivíduo apresentará uma variação rara da deformidade dentofacial da face curta, que difere acentuadamente dos outros pacientes. Nestes casos, todo o corpo mandibular e o ramo estão significativamente diminuídos na dimensão vertical

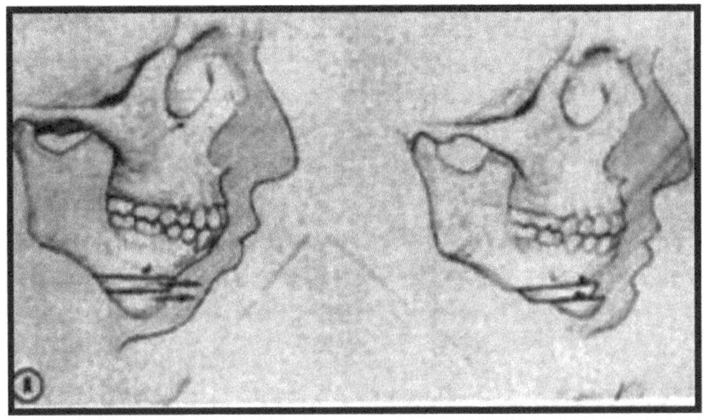

Fig. 7.85 Genioplastia de aumento horizontal para aumentar a projeção do queixo.

Um equilíbrio esteticamente agradável nas proporções faciais do terço inferior pode talvez ser melhor alcançado neste indivíduo através de mandibuloplastia onlay aloplástica inferior. Nesses casos, o aumento vertical aloplástico da borda inferior da mandíbula deve ser realizado, uma vez que, quando uma quantidade significativa de aumento é necessária, ela é facilmente obtida, facilmente moldada e previsível (Fig. 7.86).

Ortodontia e avanço mandibular

Indivíduos com face curta do terço inferior e deficiência mandibular podem ser tratados satisfatoriamente com avanço mandibular total em conjunto com terapia ortodôntica. O nivelamento ortodôntico do arco mandibular pode ser feito antes ou depois do avanço cirúrgico da mandíbula, dependendo das relações interincisais.

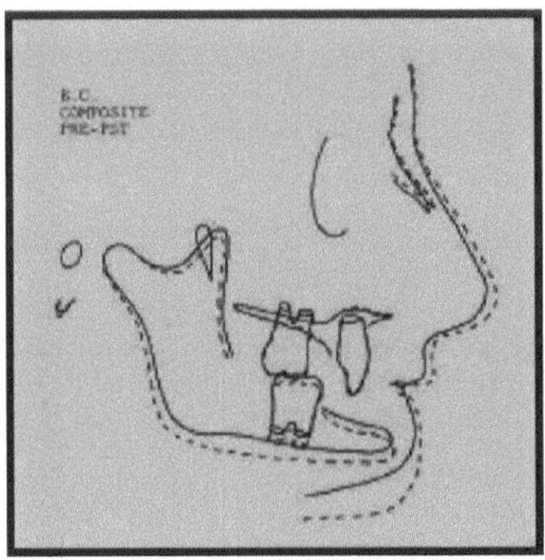

Fig.7.86. Mandibuloplastia onlay inferior

O equilíbrio facial pode exigir uma redução simultânea ou uma genioplastia de interposição. As preocupações estéticas e funcionais do paciente podem ser gerenciadas por uma abordagem ortodôntica cirúrgica combinada, empregando nivelamento pré-cirúrgico, alinhamento e coordenação do arco, a ser seguido pelo avanço mandibular via osteotomia sagital modificada do ramo dividido (fig. 7.87).

Ortodontia e avanço subapical mandibular total

Os indivíduos com morfologia de face curta, má oclusão de Classe II e uma proeminência normal do pogónio são candidatos a considerar esta abordagem opcional. As considerações funcionais e estéticas deste paciente podem ser geridas através do avanço mandibular subapical total. Esta abordagem permite a correção da má oclusão dentoalveolar de Classe II, a eliminação da relação incisivo-mordida profunda e da prega labiomental profunda, e a criação de um equilíbrio harmonioso no perfil entre o nariz, os lábios e o queixo. Esta abordagem também permite a segmentação do arco mandibular para nivelar o plano oclusal e corrigir as más relações interarcos. Enxertos ósseos autógenos interposicionais também podem ser utilizados para aumentar a altura da face inferior.

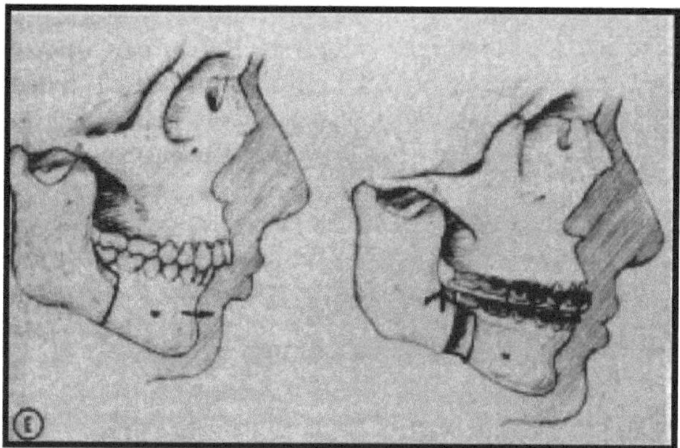

Fig.7.87. Avanço mandibular sagital.

A osteotomia mandibular dentoalveolar total é um procedimento fisiologicamente sólido, tal como está descrito, mas é muitas vezes tecnicamente difícil devido a certas variações anatómicas inerentes à maioria dos indivíduos com morfologia dentofacial de face curta. A mais significativa dessas variações anatómicas é a proximidade do feixe neurovascular alveolar inferior com os ápices dos dentes posteriores e com o bordo inferior da mandíbula. Isso pode resultar em uma alta incidência de parestesia pós-cirúrgica do nervo alveolar inferior (fig. 7.88).

Ortodontia e reposicionamento inferior do maxilar

Existe um pequeno grupo de indivíduos com morfologia dento-facial de face curta que tem sido descrito como tendo "deficiência maxilar vertical". O reposicionamento cirúrgico inferior da maxila é um procedimento indicado para indivíduos seleccionados. Esta operação é necessária para a criação de uma relação agradável entre o maxilar e o incisivo e o lábio superior. A estabilidade da osteotomia maxilar total com reposicionamento inferior e enxerto de osso autógeno depende de factores técnicos, neuromusculares e biomecânicos específicos. A moldagem e fixação adequadas do enxerto cortico-esponjoso são muito importantes para evitar o deslocamento durante o período crítico pós-operatório e a recidiva imediata.

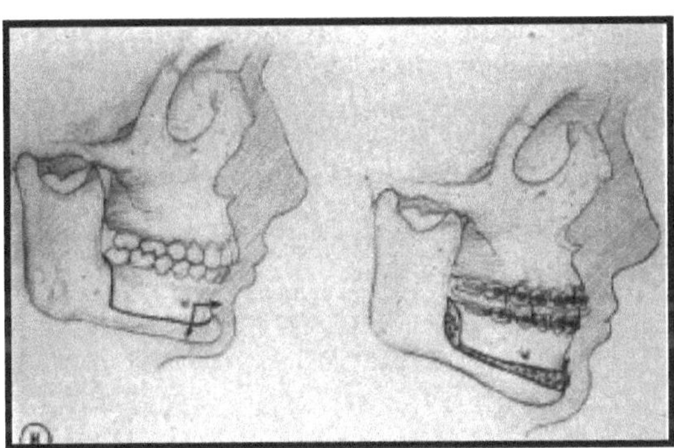

Fig. 7.88. Avanço mandibular subapical total.

O espaço interoclusal fisiológico deve ser avaliado para garantir uma adaptação neuromuscular potencialmente favorável. Os factores biomecânicos associados ao aumento da força de mordida destes indivíduos podem contribuir para uma remodelação acelerada e para a compressão do enxerto durante a fase inicial da remineralização. Portanto, para obter resultados previsivelmente estáveis, a estabilização esquelética vertical é essencial (fig.7.89).

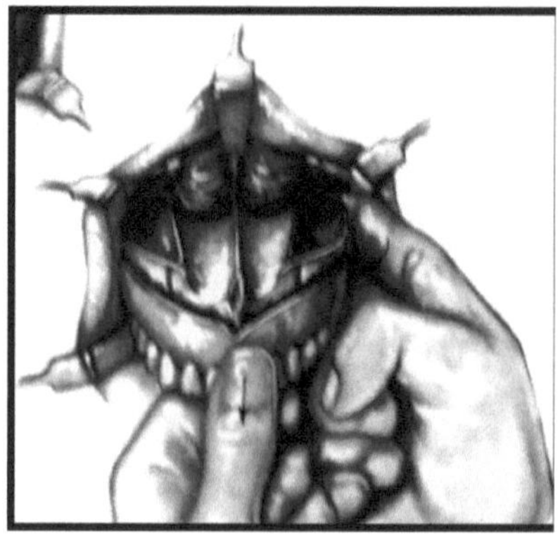

Fig. 7.89. Reposicionamento inferior da maxila

Ortodontia e cirurgia combinada maxilar e mandibular

As fotografias faciais, os traçados cefalométricos laterais e a oclusão de alguns pacientes mostram uma maxila verticalmente deficiente e uma mandíbula anteroposteriormente deficiente.

As preocupações estéticas e funcionais deste indivíduo são melhor geridas pela combinação de ortodontia e cirurgia maxilar e mandibular. O reposicionamento cirúrgico posterior anterior e inferior da maxila posterior, a osteotomia subapical anterior da mandíbula e o avanço mandibular devem ser realizados para aumentar a altura do terço inferior da face, nivelar a arcada mandibular e avançar a mandíbula deficiente. É importante ressaltar que o reposicionamento inferior da maxila posterior com uma deficiência mandibular coexistente, na verdade, piora a projeção anterior da mandíbula e exagera a má oclusão de Classe II, devido à rotação póstero-inferior da mandíbula. Assim, o avanço subsequente da mandíbula é maior do que se poderia prever (fig. 7.90).

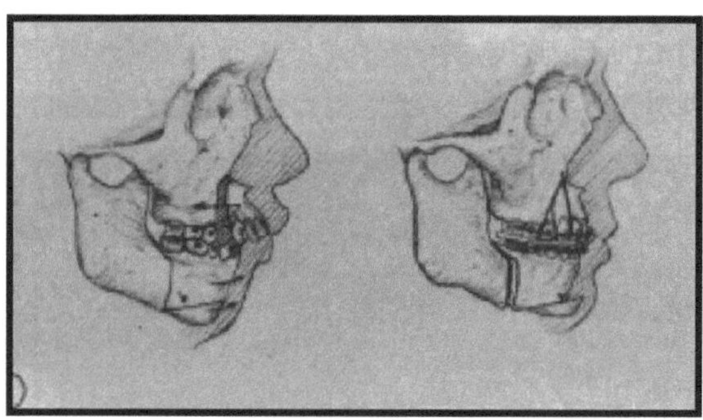

Fig.7.90 Ostectomia maxilar anterior combinada, avanço mandibular e genioplastia de aumento

Ortodontia pós-cirúrgica

Os objectivos da ortodontia pós-cirúrgica são colocar os dentes em excelente oclusão, corrigindo quaisquer discrepâncias que existam após o reposicionamento cirúrgico da mandíbula. Num paciente com avanço mandibular, cuja arcada inferior deve ser nivelada pós-cirurgicamente, existirão espaços verticais entre alguns dentes maxilares e mandibulares quando o paciente retornar do cirurgião e a tala for removida. Dependendo da extensão do nivelamento pós-cirúrgico, também pode haver uma pequena quantidade de espaço de extração mandibular a ser fechado e uma ligeira mordida cruzada a ser corrigida.

O tratamento ortodôntico só deve ser retomado quando o cirurgião achar que a cicatrização óssea o permite. Nessa altura, a tala e os fios da arcada de estabilização são removidos, quaisquer bandas soltas ou ligações quebradas são substituídas, são colocados fios leves da arcada de trabalho e elásticos verticais leves são continuados. Os fios da arcada de trabalho são de aço de 0,016 polegadas, com uma curva reversa de spee na arcada inferior e uma curva acentuada na superior e os elásticos são de látex leve de 3/8 polegadas usados num padrão de caixa.

Se houver uma tendência de mordida cruzada posterior, são possíveis duas abordagens: podem ser empregues elásticos de mordida cruzada ou pode ser utilizado um fio auxiliar de expansão da arcada.

Após a conclusão do tratamento, remover o aparelho e passar diretamente para uma contenção maxilar com uma placa de mordida atrás dos incisivos superiores, de modo a manter o controlo da sobremordida. O desenho da contenção inferior é determinado pela má oclusão original. Na maioria dos casos, um retentor com clip de canino a canino é satisfatório. Os aparelhos de contenção têm de ser usados a tempo inteiro, exceto durante a alimentação, durante 3 a 4 meses, e depois a tempo parcial durante mais 6 a 8 meses.

RECIDIVA DE MORDEDURA PROFUNDA

Ao contrário dos dentes extruídos, os dentes intruídos em pacientes jovens sofrerão apenas pequenas alterações de posição após a intrusão. A recidiva é pequena, em parte porque os feixes de fibras gengivais livres ficam ligeiramente relaxados. O estiramento é exercido principalmente sobre as fibras principais. Um movimento de intrusão pode causar a formação de novas espículas ósseas na região marginal. Estas novas camadas ósseas podem ocasionalmente tornar-se ligeiramente curvadas como resultado da tensão exercida pelos feixes de fibras esticados. O rearranjo das fibras principais ocorre após um período de retenção de dois a três meses. Em pacientes jovens, o dente intruído permanecerá numa posição bastante estável, e há comparativamente pouca tendência para a recidiva. Nos adultos pode ocorrer uma maior recidiva após a intrusão, particularmente naqueles em que não foi estabelecida uma relação correcta entre os caninos superior e inferior ou em que o período de retenção foi demasiado curto.[59]

A estabilidade a longo prazo da correção da sobremordida profunda após o tratamento ortodôntico não é bem compreendida. Em muitos casos, a sobremordida profunda retorna à medida que os incisivos maxilares e/ou mandibulares se sobreinclinam após a remoção do aparelho. De acordo com Lewis, Ricketts e Schudy, a manutenção da sobremordida está relacionada ao torque ou inclinação axial dos incisivos[62]. Se os incisivos superiores e inferiores estiverem posicionados muito verticalmente um em relação ao outro após o tratamento ortodôntico, eles terão uma tendência maior de sobre-erupção após a remoção do aparelho.

Existe uma maior recidiva da sobremordida profunda nos casos de extração do primeiro pré-molar inferior em comparação com os casos de extração do segundo pré-molar. Nos casos de extração de primeiros pré-molares, a perda de ancoragem é de um terço, uma vez que a ancoragem posterior da superfície radicular de um pré-molar e de dois molares é, de facto, um bloco sólido. Nestes casos, é necessária uma retração excessiva do canino. Como as cúspides maxilares devem ocluir adequadamente com as cúspides mandibulares, esses dentes também serão excessivamente retraídos. Em seguida, os incisivos maxilares e mandibulares deslocar-se-ão demasiado para trás, aumentando a necessidade de torque anterior da coroa e da raiz. Esse torque nem sempre é fácil de ser alcançado e, na melhor das hipóteses, leva muito tempo. Por conseguinte, os casos de extração do primeiro pré-molar mandibular podem acabar com ângulos interincisais maiores do que o pretendido, o que provoca a recidiva da sobremordida profunda.

Atualmente, muitos mais ortodontistas parecem optar pela extração dos primeiros pré-molares mandibulares do que dos segundos pré-molares. Uma razão para selecionar os primeiros pré-molares mandibulares para extração é a sua morfologia geralmente mais pobre, ou seja, uma cúspide lingual diminuta em comparação com a do segundo pré-molar. Se o primeiro pré-molar for extraído, o segundo pré-molar pode ser movido mesialmente, com molas helicoidais, contra o primeiro e segundo molares inferiores durante a primeira fase do tratamento. Os molares provavelmente não se moverão para distal, devido à falta de espaço e à presença de osso cortical espesso na área retromolar. Quando o segundo pré-molar entra em contacto com a cúspide mandibular, o caso pode então ser tratado de forma semelhante ao caso de extração do segundo pré-molar mandibular em termos de ancoragem.

Para corrigir e manter a correção de uma sobremordida excessiva, o ortodontista deve intruir os dentes sobreerupcionados e estabelecer uma relação ideal entre o lábio inferior e os incisivos superiores e o ângulo interincisal.

Wasilewsky, no seu estudo sobre a recidiva da sobremordida, observou que, embora tenha havido uma correção global de 22,5%, houve uma recidiva dramática em 44,9% da correção da sobremordida que tinha sido alcançada na altura da contenção do tratamento ortodôntico, os molares superiores estavam mais erupcionados e, após o tratamento, voltaram à sua posição original, causando a recidiva da sobremordida profunda.

O padrão de direção do crescimento mandibular, representado pelas angulações do plano mandibular, pode ter influência na correção e estabilidade da sobremordida. Os pacientes com um padrão de crescimento mais vertical demonstraram uma menor percentagem de recidiva da sobremordida após a contenção, em comparação com os pacientes com um forte padrão de crescimento horizontal.

ESTABILIDADE

A correção da sobremordida excessiva é uma parte quase rotineira do tratamento ortodôntico e, por isso, a maioria dos doentes necessita de controlar a sobreposição vertical dos incisivos durante a contenção. Isto é conseguido mais facilmente usando uma contenção superior amovível feita de modo a que os incisivos inferiores encontrem a placa de base da contenção se começarem a deslizar verticalmente atrás dos incisivos superiores. O procedimento consiste em construir um plano de mordida potencial no retentor, que os incisivos inferiores irão contactar se a mordida começar a aprofundar. O aparelho de contenção não separa os dentes posteriores.

Como o crescimento vertical continua até ao final da adolescência, uma contenção removível maxilar com um plano de mordida é frequentemente necessária durante vários anos após a conclusão da ortodontia com aparelho fixo. A profundidade da mordida pode ser mantida usando a contenção apenas à noite, depois de ter sido alcançada a estabilidade noutros aspectos.[3]

BIBLIOGRAFIA

1. Graber T.M., Swain B.E.Orthodontics: Princípios e Técnicas Actuais, St: Mosby Co; 1985.

2. Graber T.M., Orthodontics: Princípios e Prática. 3rd Ed., W.B. Saunders, Philadelphia.

3. Proffit W.R., Field H.W., Ackerman J. L., Bailey L.T., Tulloch J.F.C. Contemporary Orthodontics 3rd, C.V. Mosby Co; 2000.

4. Parker C., Nanda R.S., Currier G.F. Alterações esqueléticas e dentárias associadas ao tratamento da má oclusão por mordida profunda Am. J. Orthod 107:382-393,1995.

5. Bishara S.E. Textbook of Orthodontics, W.B. Saunders, 2002.

6. Peck S., Peck L e Kataja M. Má oclusão de Classe II divisão 2: Um padrão hereditário de dentes pequenos em maxilares bem desenvolvidos. Angle Orthod 68: 9 - 20, 1998.

7. Graber T.M., Rakosi T, Petrovic G. Dentofacial Orthopedics with functional Appliances; St. Louis, Mosby Co. 1985.

8. Geiger A, Hirshfeld L. Minor tooth movements in general practice 3rd Ed. Mosby Co.

9. Moyers R.E. Handbook of Orthodontics 4th Ed. Year book medical publishers, Inc.

10.Stewart K.L., Rudd K.D., Kuebker W.A. Clinical removable partial Prosthodontics 2nd Ed. IEA Inc. editores.

11. Nielsen I.L. Má oclusão vertical, etiologia, desenvolvimento, diagnóstico e alguns aspectos do tratamento. Angle Orthod 4; 247-260, 1991.

12. Bjork A. Previsão das rotações de crescimento mandibular. Am. J. Orthod. 55: 585-599, 1969.

13. Graber T.M., Vanarsdall R. Orthodontics: Princípios e Técnicas Actuais 2nd Ed. St. Louis: Mosby yearbook; 1994.

14. Nanda R.Diagnóstico diferencial e tratamento da sobremordida excessiva.

DCNA 25: 61-83, 1981.

15. Bell W.H., Proffit W.R., White R.P. Surgical correction of dentofacial deformities (Correção cirúrgica de deformidades dentofaciais). W.B. Saunders Co. Philadelphia, 1980.

16. Athanasiou A.E. Orthodontic Cephalometry. Mosby - Wolfe.

1 7.Sassouni V. A classification of skeletal facial types. Am. J. Orthod 55: 109-123, 1969.

1 8.Sassouni V. Orthodontics in dental practice. The C.V. Msby Co. 1971.

1 9.Salzmann. J.A. Practice of Orthodontics. J.B. Lippincott Co. Philadelphia 1957.

20. Nanda R.Correção da sobremordida profunda em adultos. DCNA 41: 67-87. 1997.

21. Bench R.W., Gugino C.F., Hilgers J.J. Biopragressive therapy.

Parte 2 - Princípios da terapia bioprogressiva. J. Clin. Orthod 11 (10): 661-682 1977.

Parte 7 - Os arcos de utilidade e os arcos seccionais na mecânica da terapia bioprogressiva. J. Clin. Orthod 12 (3): 192 - 207, 1978.

Parte 10 - Sequência mecânica para casos de classe II dinvisão 1 J. Clin. Orthod 12 (6): 427 - 439, 1978.

Parte 11 - Sequência mecânica para casos de dinvisão classe II 2 J. Clin. Orthod 12 (7): 505 - 521, 1978.

22. Nikolai R.J.Bioengineering Analyses of Orthodontic Mechanics; Lea and Febinger, Philadelphia 1985.

23. Burstone C.R. Correção da sobremordida profunda por intrusão. Am. J. Orthod 72: 1-22, 1977;

24. McLaughlin R., Bennett J., Trevisi H.J. Systemized orthodontic treatment Mechanics Mosby Co.

25. Muir J.D., Reed R.T. Tooth movement with removable appliances (Movimento dentário com aparelhos removíveis). Pitmal medical publishing Co. Ltd. 1979.

26. Walther D.P.Current Orthodontics eight Teachers, Bristol: John Wright and Sonsltd 1966.

27. Armbruster P, Sheridan J.J., Nguyen P. Um aparelho de intrusão Essix J. Clin. Orthod 37 (8): 412 - 422, 2003.

28. Graber T.M., Neuman B. Removable orthodontic appliances, 2nd Ed., W.B. Saunders Co. Philadelphia 1984.

29. Bhalaji S.I. Ortodontia: A arte e a ciência. Editora Arya, Nova Deli.

30. Clark W.J. Twin block Functional therapy, application in dentofacial Orthopaedics Mosby - Wolfe 1995.

31. Toshniwal N.G. Hazarey P.V. Aparelhos ortodônticos extra-orais. Dissertação da biblioteca. Departamento de Ortodontia G.D.C.H. Nagpur 1992.

32. Divakar H.S. Shetty S. Estudo comparativo de vários arcos intrusivos J. Ind. Orthod Soc. 34: 82 - 91, 2001.

33. Northcutt M.E. O aparelho de Nance com placa de mordida J Clin. Orthod 29(12): 760 - 761, 1995.

34. Jacksons, Sandler P.J. Planos de mordida fixos para o tratamento da mordida profunda J Clin. Orthod 30 (5): 283 - 287, 1996

35. Philippe J. Tratamento da mordida profunda com planos de mordida colados J Clin. Orthod 30: 396 - 400, 1996.

36. Madsen R. Planos de mordida lingual em acrílico colado J Clin. Orthod 35 (5): 311- 317, 1998

37. Fine H.A. Uma técnica fixa labial / lingual para uma abertura rápida da mordida. J Clin. Orthod 25 (10) : 606 - 607, 1991.

38. Guray E. Aumentador de mordida temporário J Clin. Orthod 33 (4): 206 - 208, 1999.

39. Ceen R.B. Abertura da mordida com o levantador de mordida Guray. J Clin. Orthod 36 (11): 639-641, 2002.

40. Begg P.R., Kesling P.C.Begg Orthodontic therapy and technique 3rd Ed. W.B. Saunders Co. Philadelphia.

41. Jayade V.P. Begg's Refinado para os Tempos Modernos 1st Ed. Editora: Sra.

Anuradha V. Jayade, Hubli, Estado de Karnataka, Índia.

42. Renfroe E.W. Edgewise technique. Lea and Febiger Philadelphia - 1975

43. Bennett J. McLaughlin R. Controlo da mordida profunda com um sistema de aparelhos pré-ajustados J. Clin. Orthod 24 (11): 684 - 696, 1990.

44.Shroff B. Yoon W.M. Lindauer S. J., Burstone C.J. Simultaneous intrusion and retraction using a three piece base arch Angle Orthod 67: 455 - 461, 1997.

45. Shroff B., Lindauer S. J., Burstone C.J. Segmented approach to simultaneous intrusion and space closure. Am. J Orthod 107: 136 - 143, 1995.

46. McNamara J.A., Brudon W.L. Orthodontics and Dentofacial Orthopedics. Needham press, Inc Ann Arbor, Michigan 2001.

47. Mulligan. Mecânica de senso comum Parte - 12 J. Clin. Orthod 14(8): 546-553, 1980.

48. Kalra V. Intrusão e retração simultâneas dos dentes anteriores J. Clin Orthod 35 (9): 535-540, 1998.

49. Nanda R., Marzban R., Kuhlberg A. The connecticut Intrusion Arch J. Clin. Orthod 35 (12): 708-715, 1998.

50. Bernstein L. Um arco de abertura de mordida e fechamento de espaço J. Clin. Orthod 4 (11): 649-654, 1970.

51. Pato J.M.S., Saboia S.V.M., Pato B.J.M., Pato J.M.M. A combinação Equiplan - Quad helix em casos de mordida profunda J. Clin. Orthod 36(8): 434 - 436, 2002.

5 2.Senior W. Um arco lingual para incisivos inferiores intruídos e verticalizados. J. Clin. Orthod 37(6): 302-306, 2003.

53. Carano A., Velo S., Incorvatic, Poggio P. Mini - Screw - Anchorage - System no osso alveolar maxilar J. Ind. Orthod Soc. 37: 74-84, 2004.

54. Blechman A.M. Magnetic force systems in orthodontics Am. J. Orthod 87: 201-210, 1985.

55. Proffit W.R., White R.P. Tratamento ortodôntico cirúrgico. Mosby 1990.

56. Wessberg G.A., Fish L.C., Epker B.N. O paciente de face curta: Opções de tratamento ortodôntico cirúrgico. J. Clin. Orthod 16 (10): 668-685,1982.

57. Newman M.G., Takei H.H., Carranza F.A. Clinical periodortology 9th Ed. W.B. Saunders publishers 2003.

58. Melsen B., Agerbaek N., Erisen J. New attachment through periodontal treatment and orthodontic intrusion Am. J. Orthod 94: 104-116, 1988.

59. Graber T.M. Current orthodontic concepts and techniques. W.B. Sunders Co. 1996.

60.Sam K., Rabie A.B.M., King N.G. Orthodontic intrusion of periodontally involved teeth J. Clin. Orthod 35 (5): 325-330, 2001.

61. Melsen B, Agerbaek N., Markenstam G. Intrusão de incisivos em pacientes adultos com perda óssea marginal. Am. J. Orthod 96: 232-241, 1989;

62. Zachrisson B.U.Aspectos importantes da estabilidade a longo prazo. J. Clin. Orthod;31: 562-585, 1997.

63. Mulligan. Mecânica do senso comum Parte 13.J.Clin. Orthod Sep(637 - 647), 1980.

64. Charles J. Burstone. Biomecânica da correção da sobremordida profunda. Semin Orthod 7:26-33, 2001.

65. James J et al . Adjuntos à Terapia Bioprogressiva O Arco em "T" Assimétrico. **J.Clin. Orthod** Volume Feb(81 -87)1992.

66. Andrew J. Kuhlberg, e Charles J. Burstone. T-loop position and anchorage control Volume Jul (12 - 18), 1997.

69. Tae-Woo Kim,a Hyewon Kim,b e Shin-Jae Leec.Correção da sobremordida profunda e do sorriso gengival utilizando um mini-implante com um fio segmentado num paciente com Classe II Divisão 2 em crescimento Am J Orthod Dentofacial Orthop 130:676-85, 2006.

70. Scuzo e kutto: ortodontia invisível

71. Ravindra Nanda e Sunil Kapila. Current orthodontica. primeira edição. página 240.

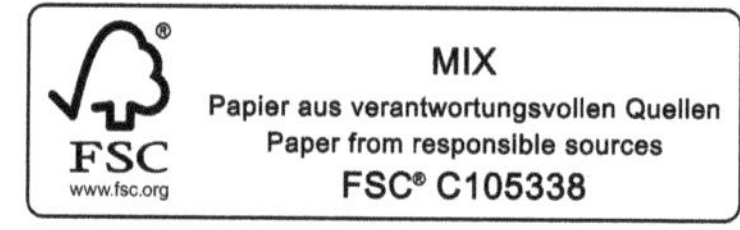

Printed by Books on Demand GmbH, Norderstedt / Germany